救急隊の成長を促すレシピ

そのノーブレス・オブリージュなるもの

窪田 和弘 著

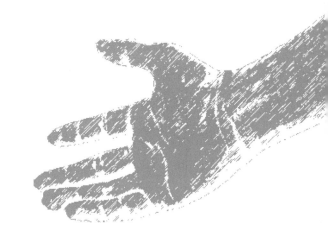

近代消防社

初めに

　救急隊の活動に、つくづく感心させられることがあります。目を逸らしたくなるような凄惨な事故現場で一心不乱にと言いますか、毅然として懸命に活動している姿や高齢者に絶えず優しい声をかけ、かいがいしく接している姿など、はたからみて感銘を与えるような場面を挙げたらきりがありません。静と動の両極端の場面で、同一人物かと思うぐらいにうまく振る舞っています。

　いずれの職業も同じですが、その内実は表面的に捉えられているイメージとは、想像もつかないくらいかけ離れているものです。平穏に維持されていても、実際の活動内容はともかく、組織の中での人間関係や社会との関わり合いなどの魑魅魍魎とした複雑な精神的、身体的要素が渦巻いています。

　拙著のサブタイトルに用いたフランス語のノーブレス・オブリージュ（Noblesse Oblige）を直訳すると、「貴族の義務」「身分の高い人が果たさなければならない社会的責任と義務」になります。身分の高い低い、年齢、人種などの偏見を持たず、いついかなるときでも困っている人の手足になる、ケガや病気で危機的な状況に陥った人に手を差し伸べることは、まさに高度な道徳的、精神的作用の一つであります。このような高貴な義務が、かつては貴族に課せられたそうです。

　崇高な目標に向かい日々献身的に活動している救急隊は、人々の尊い生命を守る使命を負っていますが、道徳的、精神的な義務としてのノーブレス・オブリージュを救急隊独自の属性として絶えず身に付けておくのです。これには、訓練や経験に裏打ちされた確かな活動技術、モラル、人間関係、品位、義務、資質などがあります。

　崇高な目標とは裏腹に救急隊の活動は、決して華やかではないかもしれませんが、なにゆえに、ひたすら献身的になるのでしょうか、人の生命を守る職業へこれほどまでに彼らを駆り立てているものは何でしょうか。

　消防への奉職を希望する若者の中で、特に救急隊への人気が非常に高いことは嬉しい限りです。困っている人を助けてあげたい、尊い生命を預かる職に就きたい、そのような思いの根底にある情け、哀れみ、慈しみ、優しさを日常の場面で実感することもありますが、その人の生来の性質が大きなウエイトを占めているかもしれません。しかし、それ以上に救急に対する誇りを持ち、人間としての最も高いレベルの欲求である自己実現のニーズを救急に賭けているからではないでしょうか。

　ノーブレス・オブリージュ、これは言うならば心の高さです。人に誇示するものではなく、その人が現れただけで第三者が普段から抱くイメージと一致する人物像でもあります。救急隊のノーブレス・オブリージュなるものは、観念的に作られたものではなく、これまでの社会と

の相互作用の中で、かくあらねばならないという救急隊のイメージが作られ、脈々と受け継がれてきたものです。先輩達が日々の活動を通して社会一般から大きな信頼を得て、これを糧にもっともっと住民の期待に応えようとする長年の努力の賜物なのです。

　救急隊の任期中には、何千、何万という傷病者を扱い、その中には、わがままと思えるような人、極端に悲しみに陥っている人達がいます。また、一度に多くのけが人が発生する、あるいは列車への飛び込みのような凄惨な現場など、一般の人がまったく経験しない場面に職業上、介入せざるを得ません。

　しかし、いかなる難局に立たされましょうとも、救急隊としてのノーブレス・オブリージュがしっかりと身に付いていますと、全身から彷彿してくる確固たる信念、自信を伴った生き生きとした活動が行えるのです。それがプロフェッショナルなのです。

　これから色々なテーマを展開する前に、少しでも皆さんの興味を駆り立てるためにノーブレス・オブリージュの要素をいくつか挙げてみます。文中にも頻繁に用いられています。

① 　技術、知識；救護の基本は傷病者に対して処置を施す、そのためには科学的根拠に基づき、しっかりとした技術、知識を持つことです。「死ぬか」「生きるか」、人の生命を左右する最も重要な要件です。

② 　機知、機転；人の数だけ症例があると言われるように、救急の現場は複雑、多様です。特異な状況でも資器材、能力を適合できるような機知、機転を持ち合わせて、いなければなりません。

③ 　会話のコントロール；傷病者や家族を怒らせたり、逆なでするような不適切な会話を避けるように心がけ、常に信頼感を与えるようにします。

④ 　傾聴；質問を正確にし、相手の話には、よく耳を傾けます。よく聴いてくれていると相手が受け止めることによって、お互いの信頼感が作り上げられます。

⑤ 　協調性；より早く、よりよい処置を行うために、隊員同士、あるいは医師達との良好な協力関係を作ります。ひいては、このことが傷病者やバイスタンダーの信頼感を高めるのに役立ちます。

⑥ 　積極性；基本的に救急現場は隊構成の３人で対応せざるを得ませんが、多くの場合、救護力が劣勢な状況下でも難なくやり遂げます。誰かが何かをするのに頼るのではなく、なすべきことを自ら率先して成し遂げる積極性が必要です。

⑦ 　リーダーシップ；隊長は救急現場で全責任を負う気構えがなければなりません。また、処置を効率的に行う上で支障になりかねない群集の動きを統制するなどの統率力が求められます。

⑧ 　情緒的な安定性；救急隊は、一般人ができるだけ関わり合いを避けたいような事象へ積極的に介入しますので、救急活動は常にストレスとの戦いでもあります。ストレスに満ち溢れた場面に打ち勝ち、活動の後に生じてくる不安定な感情を解消しなければなりません。

⑨ 　他人に尊敬の念を抱く道徳観念；身体、財産を自ら守ることのできない状況にある傷病者

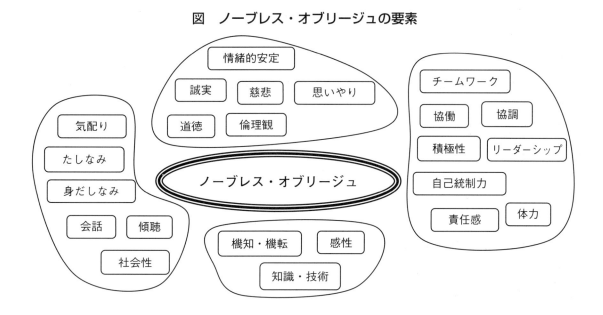

図　ノーブレス・オブリージュの要素

の救護が救急隊に託されています。それゆえ、横柄でもへりくだった態度でもなく、彼らに情報を正確に伝えるなど誠実に対応します。

⑩　清潔で端正な身だしなみ；傷病者と周囲の人々から信頼を得るのに必須の要件で、傷病者への汚染の危険性を減らすことにもなります。

⑪　個人的な習慣の自制（たしなみ）；タバコの臭い等で傷病者に不快感を与えないようにします。タバコは創傷汚染の原因で、しかも、呼吸器系の疾患のある傷病者に危害を及ぼすものです。当然のことですが、勤務前日の深酒は絶対避けなければなりません。

⑫　社会性；日常生活をしていく上で必要とされるマナーを持つ、慣習に従うなど、社会人としての素養をわきまえるようにします。

　救急隊になりたての者は、ノーブレス・オブリージュそのものの概念や重要性を余り認識できず、処置を適正に行う、あるいは技術の練磨にのみ日々の精力のほとんどを費やしかねません。単に物象を相手にするならば技術一辺倒で十分ですが、救急活動は心ある多様な価値判断を持つ人を対象にした有機的な活動なのです。これらのノーブレス・オブリージュの要素は、傷病者をよりよく救護する、プロフェッショナルとしての品位を発展させるために、救急隊が是が非でも体得しなければ、ならないものです。

　事故の規模や様相に比べて救急隊の救護力が劣勢な状況になることもしばしばです。このような場合には経験の多寡に関係なく、役割分担に応じて事故現場を統制しなければなりません。傷病者への応急処置だけでなく、不安、恐怖に陥った家族等の困惑した状況を解消するのに、救護力・対応力のほとんどを傾注しなければならない事態に遭遇することもあります。また、転院（入院中の患者を専門処置等が必要との事由で他の医療機関へ搬送すること）時に、単に

掛かり付けという事由で遠方の医療機関まで搬送するという、不本意な判断を余儀なくされる場面も体験します。

　さらに、事故の規模が大きくなり傷病者が多く発生した場合は、上位の指揮者が到着するまでの間、傷病者管理、現場統括、関係機関との連携などの全責任を負います。チームワークのもとで、場面に応じてベストな傷病者救護を確立するためには、落ち着いて、しっかりと信念を持って活動することです。これらは、まさにノーブレス・オブリージュの統合によってなし得るものです。

　最近は、品格はやりで、「国家の品格」「女性の品格」「シニアの品格」の著書が空前のベストセラーになり、その類に触発されたわけでもありませんが、筆者なりに色々と思いを馳せる救急隊のあるべき姿には、単なる内なる品格・資質だけでなく、社会的との強い関わりにおいて保持すべき要件がたくさんあります。

　「救急隊自らが内側から備えるべき資質とは？」「望ましい行動とは？」「救護を求める傷病者や家族ばかりでなく、社会全体から受け入れられる救急隊の姿とは？」などを絶えず自問自答しながら、できるだけ多くの話題を提供してみます。

初めに

Ⅰ　序　論

1　救急隊の活動 ……………………………………………… 11
　⑴　救急活動の流れ ……………………………………… 11
　⑵　医療機関搬送 ………………………………………… 14
　⑶　傷病者の引き継ぎ …………………………………… 16

2　救急隊の活動現場 ………………………………………… 21
　⑴　救急現場の特徴 ……………………………………… 21
　⑵　傷病の特性 …………………………………………… 23
　⑶　傷病者の情緒的反応 ………………………………… 26
　　　　―救急隊の要請過程― ………………………………… 28

Ⅱ　心　構　え

1　救急隊員になる …………………………………………… 33
2　救急のプロフェッショナルになる ……………………… 36
　⑴　プロフェッショナルとは …………………………… 36
　⑵　実例から救急のプロフェッショナルを考える ……… 38
3　健康である ………………………………………………… 42
4　ストレスに負けない ……………………………………… 45
5　倫理観を持つ ……………………………………………… 49
6　生命を守る ………………………………………………… 52
7　気を配る …………………………………………………… 54
8　感性を研ぐ ………………………………………………… 57
9　慢心を捨てる ……………………………………………… 59
10　社会人になる ……………………………………………… 62

Ⅲ　技　　能

1　現場力（臨地の知）を得る ……………………………………… 67
　⑴　学習 …………………………………………………………… 67
　⑵　知識 …………………………………………………………… 69
　⑶　技術 …………………………………………………………… 72

2　訓練をする ……………………………………………………… 75

3　病院実習から学ぶ ……………………………………………… 78
　⑴　現場力に向けて ……………………………………………… 78
　⑵　学びの姿勢 …………………………………………………… 79

4　救急自動車同乗実習から学ぶ ………………………………… 84

5　傷病者から学ぶ ………………………………………………… 88

Ⅳ　行　　動

1　現場行動を再考する …………………………………………… 93

2　チームを作る …………………………………………………… 96

3　協働する ………………………………………………………… 99
　⑴　チーム医療の一翼を担う …………………………………… 99
　⑵　指導医と連携する …………………………………………… 101

4　安楽な場を提供する …………………………………………… 104

5　危機に介入する ………………………………………………… 107

6　先を読む ………………………………………………………… 110

7　社会死状態へ対応する ………………………………………… 112

V　相互作用

1　コミュニケーション ……………………………… 117
　⑴　関係を作る ………………………………………… 117
　⑵　理解する ………………………………………… 119
　⑶　不安感を解く ………………………………………… 121
　⑷　名前を呼ぶ ………………………………………… 124

2　言葉を洩らす ……………………………………… 126

3　乱暴な言葉を使わない …………………………… 130

4　難解な専門用語を使わない ……………………… 132
　　―救急隊の使用する「言葉」― ……………………… 134

5　高齢者と話す ……………………………………… 136

6　子どもと話す ……………………………………… 139
　　―傷病者等が発する「言葉」― ……………………… 140

VI　身だしなみ

1　救急服を着る ……………………………………… 145

2　趣味、嗜好を自制する …………………………… 147

3　わが身を清潔にする ……………………………… 149

4　手を洗う …………………………………………… 152

Ⅶ　伸　長

1　経験を活かす …………………………………… 157
2　自分を伸ばす …………………………………… 160
3　部下を育てる …………………………………… 163
4　満足感を持つ …………………………………… 165
5　糧にする ………………………………………… 168

Ⅷ　探　究

1　これからの学び －新人救急救命士に送る－ ………… 173
2　救急業務を措定する …………………………… 176

補　遺

私の救急人生を作り上げたもの …………………………… 179
　－救急へのキャリアの道を切り開いた節目を振り返る－

あとがき　184

参考図書　186

索　引　188

イラスト：窪田新太郎

Ⅰ 序　論

1. **救急隊の活動**
   (1) 救急活動の流れ
   (2) 医療機関搬送
   (3) 傷病者の引き継ぎ

2. **救急隊の活動現場**
   (1) 救急現場の特徴
   (2) 傷病の特徴
   (3) 傷病者の情緒的反応
   　―救急隊の要請過程―

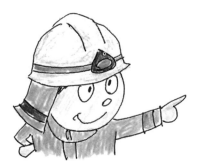

Ⅰ　序　　論

1　救急隊の活動

(1)　救急活動の流れ

　これからノーブレス・オブリージュをできるだけ分かりやすく展開するために、救急活動の流れを引き合いにします。傷病者や家族（以下、「傷病者等」という。）から119番通報を受けて、医療機関に傷病者を引き渡し、さらに待機署所へ戻るまでの間、まさに気の抜けない活動であり、それぞれの場面で傷病者等への対応要領や救急隊自身の意識の持ち様が色濃く表れます。

　職務の厳しさは、人の生命を預かる者として当然なことで、これを支えるのが行動規範や倫理観です。また、救急活動の各段階での行動、傷病者等への対応要領など、救急隊の姿勢が常に問われます。救急隊の活動は、裏を返すと行動規範、倫理観の流れによって構成されていると言えるかもしれません。

　これから小論にたびたび出てきますが、救急隊が最も関心を持たなければならないのは、救命をする、症状の悪化防止を図ることを目的とした傷病者の救護についてです。形式上、救急隊員の行う応急処置[※1]は、行動に対する技術性と、その根拠となる知識、さらにはバックボーンとなる有形、無形の品位、倫理等に分けられますが、それぞれが一体となり傷病者に価値をもたらすことで救急の目的が達成されます。

　救急隊の活動は、一般的には次のような流れです。

① いつでも出場できるように車両、救急用資器材（以下、「資器材」という。）を整える。

　突発的に発生する傷病者に対応するためには、必要な数の資器材を救急自動車に備える、ガソリンを十分にするなど、常に万端の態勢を整えておきます。

② 救急要請があると、現場へ迅速に、かつ安全に出場する。

　救急要請は一刻を争う事態なので、いち早く傷病者のもとに到着しなければなりません。平素から運転技術を高めておきます。交通規則に従って救急現場に向かうのは当然ですが、朝夕の交通渋滞、踏み切りの遮断時間帯、道路工事個所などを事前に把握し、現場までの最適ルートを選定します。救急自動車が事故を起こすと傷病者救護の目的が果たせなくなるので、事故防止には細心の注意を払います。

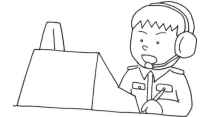

③ 到着したら、まずは救急現場の安全を確かめる。

　救急隊自身はもちろんのこと、救護を求めている傷病者に新たな危害が及ばないよう、基本的には自らが救急現場をコントロールするのです。部屋の中にガスが充満していないか、

自動車事故の現場でガソリンが流れ出ていないか、事故車両にケガ人が閉じ込められて脱出不能の状態でないか、不穏な行動を取る傷病者に危害を加えられるおそれがないかなどを把握します。群集が救急活動の妨げになる場合には、一定の場所に待機させるなどして、できるだけ安全に活動できるように周囲の環境を整えます。また、事故の内容から、警察機関、電力会社、ガス会社などの関係機関や救助隊の応援を求めるなど、万全な活動態勢を取ります。

④　傷病者に近づき、主訴（どこが痛いのか、苦しいのか）を聞き取り、あわせて症状を客観的に観察して、傷病者にとって何が一番問題になっているかを判断し、適正に応急処置を実施する。

　　ガス事故のように傷病者のもとに救急隊が近づけない、自動車事故では、ケガや痛みの激しい部位を確認できない、傷病者本人から事故の様相を聴取できないなど、常に現場の詳細が明らかになっているとは限りません。しかし、手を拱いているわけにはいきません。

　　事故の発生原因や事故の形態から傷病者の損傷部位を推測し（例えば、自動車事故でフロントガラスにひびが入っている場合、頭部や頸部を損傷している可能性が非常に高い。）、その重症度・緊急度から応急処置の優先順位を判断して救護に当たります。

　　生命の危機に瀕している傷病者の気道を開放・維持する、人工呼吸や心臓マッサージを実施する、ショック症状を扱う、出産を介助する、精神的な混乱をきたした傷病者を管理する、さらには傷病者だけでなく、家族やバイスタンダー（傷病者の周囲に居合わせ援助、応急手当などを行なっている人）にも情緒的なサポートを行うなど、救急隊が対応すべき内容は多くありますが、いかなる場合でも能力の限りを尽くさなければなりません。自信を持ってスムーズに活動することが、傷病者等の安心につながります。

⑤　傷病者の周囲に家族やバイスタンダーがいる場合には、効率的な救急活動を行うために協力を求める。

　　救急隊は3名で構成されます。事故の規模や傷病者の数によっては、1隊のみでは十分に対応できません。応援隊による十分なバックアップ体制が取られるまでの間は、僅かな人数で複数の任務をこなすとともに周囲の人に協力を求めます。事故当時の様相を聴取する、あるいは資器材の搬送や救急隊の活動に支障を及ぼす群集の整理を依頼することもあります。現場付近にある者に協力を求めることについては、消防法（第35条の7）※2に規定されており、協力した者が死亡、負傷した場合には、損害の補償が行われよう法整備がされています。

⑥　傷病者を搬送用資器材に乗せ、救急自動車内へ搬入する。

　　傷病者は建物内、あるいは救急自動車が通れないような場所で発生することがあり、傷病者のすぐ近くまで寄り付けるとは限りません。救急自動車内までは人手で搬入しなければならず、傷病者ごと救急自動車や医療機関に搬入するのに便利な可動性のストレッチャー（担架）を使用します。不安や苦痛を与えないようスムーズな方法を用いると、傷病者の精神的な負担が非常に軽減されます。

Ⅰ 序　論

⑦　傷病者を適正な医療施設へ安全に迅速に搬送する。

　救急医療体制は、救急隊による病院前の救護と医療施設内での検査、医療処置等に大別されます。救急隊は、傷病者の状態にあった医療処置が速やかに受けられるよう迅速に医療機関へ搬送します。

　また、傷病者を単に搬送するだけでなく、傷病者の症状をモニターする、応急処置を行う、応急処置の内容について指令センター（消防部隊、災害全体を統括する消防本部の中枢機能で、災害の規模に応じて出動隊数や特殊車両を現場に出場させ、119番の受付機能も併せ持ちます。）、あるいは搬送先の医療機関の医師に連絡し、必要な指示を受けます（「Ⅰ序論、1救急隊の現場活動、⑵医療機関搬送」を参照のこと）。

⑧　医療機関へ搬入し傷病者を引き渡すとともに、現場での傷病者状況や応急処置の内容を伝える。

　医師の行う医療処置は救急隊員の応急処置の延長線上にあります。そのためには、事故概要や傷病者の観察結果、応急処置などの情報が、医療処置を行う上で重要です。

　救急隊は現場に行くことのできない医師の目、耳、鼻、手の代わりとして機能します。情報をもとに、搬送されてくる患者がどのような状態かを推測し、それにあわせた治療方針を立てますので情報を正確に伝えます。

⑨　待機場所へ戻り、使用した資器材の補充、救急自動車の消毒、清掃を行い、次の出場に備える。

　高齢者の人口が増えるなどの社会的な背景により救急要請数が多くなり、救急隊の配置に比べて出場回数の割合が高くなる事態を招いています。活動を終え待機場所に戻るや否や、すぐに出場するケースが非常に多く、まさに "Chain Responder；チェーン・リスポンダー" の様相を呈しています。

　そのためには、資器材の補充や交換をするなど、新たな出場要請に備えて万全な態勢を速やかに整えます。また、傷病者が不快な思いをしないよう救急自動車内の消毒、清掃、汚れた毛布の交換、車内の換気を行うなど、前①にも述べたように、常に臨戦態勢で臨んでいます。

⑩　傷病者に施した応急処置の内容等を一定の記録票にまとめる。

　救急活動の実態を統計的に取りまとめる、関係機関からの事案照会に応じる、傷病者等からの万が一のクレーム等に備えて、救急活動の内容を一定の様式に従って整理します。書くことは比較的時間を要しますが、記録保存の目的のほかに体系的に事案を整理する、例えば、自隊の活動に問題がなかったか、傷病者等への対応が適切であったか、さらには推奨すべき点は何かなどを冷静に分析できます。反省すべき点を素直に認め、また推奨すべき点を評価するなど、扱った事案を締めくくる意味において厳粛な段階なのです。

※1 応急処置

国の基準に基づく救急業務に関する講習課程を修了した者（救急隊員）は、消防庁の告示に

定められた観察、応急処置の内容を行います。これには血圧測定、心電図伝送、経鼻エアウエイによる気道確保などがあります。

　さらに学校・養成所で一定の知識、技能を習得し国家試験に合格した救急救命士は、救急隊員の行う処置に加え、医師の指示のもとに静脈路確保のための輸液、気管内チューブ等による気道確保、薬剤投与が行えます。

　救急救命士以外の救急隊員の行うものを応急処置、救急救命士の行うより高度な応急処置を救急救命処置と使い分けるのが一般的ですが、本文では、「救急隊員」「応急処置」に後者を包含させて用いている箇所もあります。

※2 消防法

　消防法第35条の7には、「救急隊員は、緊急の必要あるときは、傷病者の発生した現場付近に在る者に対し、救急業務に協力することを求めることができる」としている。例えば、担架により多数の傷病者を救急自動車に搬入する場合、あるいは心肺蘇生の実施について協力を求める場合などがあります。

(2)　医療機関搬送

　救急隊固有の機能である傷病者搬送については、移動に伴う搬送、ストレッチャー（担架）搬送、救急自動車による搬送がありますが、ここではメインとなる救急自動車による医療機関への搬送を取り上げます。

（現場から医療機関へ）

　救急隊による傷病者の搬送は、非常に重要な意味合いを持ちます。傷病者管理の最大の目標は、"傷病者を安定させて医療機関へ搬送する"ことで、傷病者に接触してから医師に引き渡すまでの全責任が救急隊に委ねられています。それには、傷病者のいる現場から目的地である医療機関へ迅速に、しかも安全に搬送するだけでなく、観察や応急処置を継続する、傷病者に関する情報を収集する、傷病者をできるだけ安心させ心地よい場を提供するなどの重要な要素が含まれます。

（車内でこそ細心の注意を）

　完全に横になった状態で走行している車両に乗るということは、一般的には経験しませんし、傷病者は不安感を抱いています。展張したバンドの下に当たる毛布や衣類の大きな縒れが身体に苦痛を与え、循環や呼吸を障害する原因となりますので、ストレートに延ばしてやります。また、ネクタイ、ベルト、首の回りの衣類を緩める、さらにはバンドのロック金具が損傷部位に位置しないよう傷病者に対する細かな気配りが欠かせません。

I 序　論

　移動の際には身体的変化のみならず、施した応急処置の内容に不具合をきたし、応急処置の効果を減じてしまいます。現場で適正に処置した包帯も、特に体動が激しい場合には、救急自動車内へ搬入するまでの間に損傷部位からずれたり、緩んだりすると止血効果が薄れ、再度出血をきたしかねません。また、包帯部位が毛布で覆われている場合には、傷病者の容態が悪化したりショックに陥るまでは、包帯圧の不足が原因であることになかなか気付かないものです。まかり間違っても車内に搬入して一段落という安堵の念を抱かぬよう、くれぐれも注意しないといけません。傷病者の状態を最善に整え、医療処置につなげるんだという救急自動車内からの強い意気込みを発して、しかるべきなのです。

（癒しの場として）
　救急自動車への傷病者搬入時には、傷病発生から幾分時間が経過し傷病者も自分の置かれている状況をある程度認識できるようになり、理解力も比較的高まってきます。搬送中、必要な応急処置を継続して行うのが救急隊の最大の目的ですが、傷病者等に対して精神的な面でのサポートをすることも極めて重要です。
　救急自動車内は応急処置をする活動空間だけでなく、屋外において傷病者に安心感を与える居住空間としての意義も大きく、その特性、利便性を最大限に活かすようにします（「Ⅳ行動、4 安楽な場を提供する」を参照のこと）。何の遮蔽もないただ広い空間で群集の好奇の目に曝される、あるいは冷たく濡れた路面で周囲の人から何の介助も受けずに待っている傷病者は、救急隊の到着によって自身の問題点が解消される安全、安楽な場である救急自動車の中に置かれることになります。
　この限定された車内は、単に応急処置（処置の場）のためだけでなく、傷病者の不安を解消してやり信頼感を得るための場でもあるのです（癒しの場）。救急自動車に搬入されるまで、不安や苛立ち、沈み込んだ気持ちを抱き続けた傷病者は、これまで自分にやさしく言葉をかけ勇気付けてくれた家族や友人と別れる事態になるかもしれません。このような状況を察知して、救急隊から先にやさしい言葉をかけ、安心させることは非常に大切なことです。
　また、家族等らの感情・情緒がどのような状態であるかをも見極めなければなりません。救急隊によってコントロールでき、傷病者の管理上、支障にならないかを判断した上で、同乗させるか否かを決定します。傷病者の症状発現・憎悪の原因が家族等にあり、両者が異常に興奮している場合には、できるだけ直接の接触を断ったほうが、よいかもしれませんが、親族の同乗可否の判断であるだけに慎重を期さなければなりません。自分の友人や家族のケガや病気によって、怒りや苛立ちなどの複雑な反応を示した人を完全にコントロールすることは、傷病者自身を管理するよりも多くの時間、労力を費やすことになります。救急隊の目的が本末転倒な状況になることだけは避け

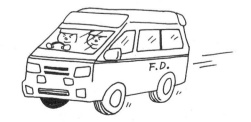

なければなりません。

（つなぐ場として）

　傷病者はこれからどのような医療機関に搬送され、そこでどのような医療処置を受けるのか分からずに不安で一杯です。傷病者が抱いている不安感を少しでも解消し、スムーズに医療処置の過程に入れるようにするのが救急隊の役目でもあります。限られた空間で、しかも1対1の関係が出来上がります。その中で両者の距離をいかに縮めることができるかは、これまでの経験等に裏打ちされた技量発揮に尽きます。傷病者との間合いの取り方、目線、姿勢等をベースにしながら、様々な感情を表した傷病者とコミュニケーションを図ることは非常に難しいのですが、反面、彼らの感情にうまく対応しますと、強固な信頼関係が出来上がります。

　傷病者から一応の情報収集を終え、会話もなく単に医療機関に到着するのを待つのではなく、コミュニケーション技法を駆使し、傷病者との信頼感を積極的に築くようにします。（「Ⅴ相互作用、(1)関係を作る」を参照のこと）。

　傷病者に意識があり、車内で特段の応急処置を必要としない場合には、現場で収集できなかった情報を聴取します。これは活動記録票の記載項目を埋め、さらには医療スタッフに役立つ情報を提供するばかりでなく、傷病者の不安、悩みを軽減するのにも役立っているのです。

　このように限定空間であるがゆえのメリットを最大限に活かすことは、救急隊が保持すべき重要な技量の一つとして捉えることができます。

(3)　傷病者の引き継ぎ

（概要）

　救急現場、さらには途上からの情報を連絡した医療機関へ到着し、傷病者の引き継が行われます。これは平素の傷病者受け入れや病院実習等でフェイス・トゥ・フェイスの関係（顔の見える関係を意味しますが、単に表面的な表現ではなく協働、信頼関係ができていなければなりません。特に傷病者の生命に関わり合いを持つ医療従事者同士がお互いの業務の内容、レベルを把握し、共通の話題に向けたディスカッションができ、さらにレベルアップが期待できるという具合に、相乗作用を生み出す関係として捉えることができます。）にある医師との間で行われますが、トラブルもなくスムーズに行うために、細心の注意を要する場面でもあります。

　引き継ぎは傷病者の管理責任の主体が救急隊から医師に入れ替わり、救急隊員の行う応急処置から医療スタッフの行う医療処置へとステップアップの段階です。繰り返すように救急隊の観察、応急処置は医療処置と連続しており、スムーズに移行されていくのです。

（情報の伝達）

　傷病者に関する情報を医療機関へ事前に報告することで、受け手側では専門スタッフを招集

したり必要な薬剤、検査器材を手元に準備するなど、すぐに医療処置が開始できるよう一応の態勢を整えることができます。さらに、その後に送られる容態変化等の情報提供をもとに、陣容、資器材の過不足等の判断を行い万全な即応体制を取ります。

　事前に提供した情報と医師の初期の見立てが食い違い、両者間にトラブルの発生することがあります。これは、しっかりと傷病者の症状を捉える救急隊の技量はもとより、情報の伝え方、あるいは、受け方に原因があるのです。極端な場合、医療機関の処置台に移されるや否や、医師によってCPR（Cardio Pulmonary Resuscitation；心臓、呼吸機能の停止した傷病者に対して、救命のチャンスを維持するための人工的な心臓マッサージと人工呼吸との併用による処置）が着手されるというように、傷病者の状態を的確に捉えておらず、急遽、医師が慌しくその対応に迫られるような事態もあるのです。傷病者を引き継ぐときの救急隊と医師との間の情報内容には、わずかな差異も許されず、正確な情報を伝えることは、応急処置がそのまま医療処置に引き継がれていくための前提となります。

（管理責任の移譲）

　このように限られた少ない情報をもとに、症候、病態を推測して医療処置に結び付けなければならない医師にとって、的確性を欠くような情報は、なおさらのこと致命的になります。傷病者の引き継ぎは厳粛な儀式に似たものなのです。メディカルコントロール（MC）体制※のもとでの救急活動とはいえ、これまでの傷病者管理の責任が全面的に医師側に移譲されていく過程で、これからどのような医療処置が行われるのでしょうか、それによってこれまでの症状がどのように変化していくのでしょうか、自己評価と医師評価の相違はないか、自分の行った処置がそのままスムーズに引き継がれていくのかなど（気管内挿管チューブの誤挿入、静脈路確保の輸液漏れなど）、安堵感と不安感が交錯し最も緊張する決定的な瞬間なのです。

① 　引き継ぎ前

　搬送された傷病者が、必ずしも最優先で医師に引き継がれるとは限りません。緊急医療処置を必要としない、あるいは生命危機がさほど逼迫していない傷病者を扱っているときに、医療施設内でどのように行動すべきかを考えてみます。

　特に診察が混雑している時間帯で救急専用室ならまだしも、外来患者の往来の激しい待合室での待機を余儀なくされることがあります。このような場合、一般外来患者の目に曝されないように廊下等の壁際にストレッチャーを寄せて待機することも窮余の一策かもしれませんが、診察が可能になる直前までは、安全で安静な救急自動車の中に待機したほうが傷病者にとっては好ましいかもしれません。

　待機させられ診察が回ってくるまでの救急自動車内での不安と混雑している光景や診察順番の呼び出し拡声や騒音により増長させられる待合室での不安とでは、前者のほうがましではないでしょうか。ましてや前者は救急隊によって、その不安が幾分か緩和、解消されるの

です。

　また、さほど緊急性を要しない傷病者を救急専用室に搬入できたにしても、医療スタッフの到着を待たなければならない場合も生じます。彼らは、救急隊が搬送してきた傷病者を決して蔑ろにしているのではなく、院内の患者を扱っている最中かもしれません。地域の救急医療体制の中で重要な責任を十分に認識している彼らの立場をも慮ってやり、自隊で搬入してきた傷病者に是が非でも真っ先に対応して欲しいという苛立ちや衝動を抑えることが、同じ救急医療に従事するスタッフの一員として保持すべき態度ではないでしょうか。

② 引き継ぎ時

　引き継ぎの際には速やかに口頭、あるいは書面によって、傷病者情報を５Ｗ１Ｈの要領で端的に伝えます。冗長的な表現は、医療処置に着手しなければならない医療スタッフに対し病状判断、治療方針の決定を遅らせることになりかねません。また、初期の応急処置の内容や搬送中の症状変化は、診断する上で決定的な要素で、報告の漏れがないようにします。特にポンプ隊から傷病者の引き継ぎが行われた場合、両者の連携の不手際からポンプ隊やバイスタンダーの行ったAED（自動体外式除細動器；心臓機能が停止した際に、電気ショックの対象となる状態を自動的に解析、適応となればショックボタンの操作を音声によってアナウンスし、電気ショックを与える装置）やCPRの内容が、医療機関での引き継ぎの際に医師側に十分に伝わらないという事態をも招きかねません。院内での医療処置は、救急現場での応急処置の延長線上にあることを常に念頭に置くのです。

　救急隊から提供される情報は、医師にとって極めて重要です。バイタルサイン、受傷形態等の情報が受傷直後からの変化を含めて経時的に報告されますと、どのような病態にあり、現在の進行程度がどれだけで、さらにどのような帰結を辿る可能性があるかを予測できます。診断、緊急処置に、これ以上有益な情報はないのです。

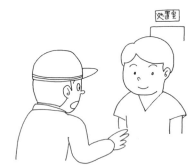

③ 引き継ぎ後

　院内でのOJT（On the Job Training；実際の活動の中で指導を受けながら業務を行うことで、職務に必要な知識、技術、判断力、傷病者対応等を習得することができます。）は、教育指導法としては非常に優れたものです。しかし、各消防本部での救急業務体制が異なり一律に推奨するわけにはいきませんが、医療機関側が許容する範囲内で傷病者引き継ぎ後の緊急処置の場面、初期評価等に積極的に参加すべきです。

　受け入れ患者への対応方針、要領は、医療スタッフの充実の度合い等によって各医療機関で異なるのが一般的です。また、平素の傷病者搬入、病院実習等を通してフェイス・トゥ・フェイスの関係が確立されていることを前提に、救急隊として介入・連携できるパートについて事前に指導を受けていることが望ましいのです。

　医療スタッフが傷病者を完全に引き継いだ後も施設内に待機していると、有益なことを多

Ⅰ　序　　論

く学べます。例えば救急隊が現場で適用する機会が少ない腹部触診、胸部聴診、神経学的検査へ参画することで観察・判断能力を向上させ、また、X線の判読をもとに骨折部位や気胸等について詳細な説明を受けることで、観察・判断や応急処置の適否についての自己診断が行えます。それだけでなく、例えば、救急隊の応急処置の一つである血圧測定、CPR等を救急隊が分担しますと、医師、看護師が医療処置に総力を結集できるようになります（このことは、救急救命士法の運用解釈上、疑義が生じるかもしれません。）。

　また救急隊と医療スタッフ間のコミュニケーションや相互理解を促進するのに役立ちます。例え同様な内容の実施が救急現場で許されてなくても、どのような医療処置が行われているかを見聞することが病態理解の助けになり、ひいては救急現場での観察・判断能力の向上につながります。一方、医師は指導的な立場として、救急隊の観察、処置能力を評価できる絶好の機会です。

（医療機関引き上げ）

　傷病者の引き継ぎを終えると医療機関からの引き上げの段階に移りますが、これは思っているほどに単純なものではなく、ましてや形式的に済ませられるものでもありません。応急処置と医療処置との連続性の中の、ある時点を捉えて断定的に線引きをすることはできません。

　傷病者の管理責任が全面的に医師に移譲され、傷病者に対する作用が医療処置へと大きくシフトしていく過程で救急隊の任務は完全に解かれますが、時間の経過とともに補助・協力内容が段階的に減っていくような相互関係が望ましいです。比較的、活動件数が少ない救急隊で時間が許すならば、協力できる内容が残ってないかを尋ねることも医療スタッフにとっては有り難いのです。

　傷病者の病態に応じた医療内容を当該搬入施設で提供できないような場合には、さらに他の施設へ搬送する必要が生じるかもしれません。医師は検査等による初期の見立てで、陣容、機能的に自らの施設内で対応できるか否かを判断しますので、待機の必要性の有無を確認するとともに引き上げの際には明確な意思表示をします。

　また、転送の判断がされたにもかかわらず、医療機関側で新たな搬入先を決められずに、当該医療機関で長時間待機させられることもあります。新たな医療処置へ向けて患者の受け入れ先を一刻も早く確保するために、医療機関と協働で検索に当たることは、両者の関係を一層強固なものにする意味合いからも好ましいのです。

※メディカルコントロール（MC）協議会

　救急救命士を含む救急隊員は、看護師等の他の医療従事者と異なって医学的な観点から経験を積むことが少ないために、救急隊員が行う応急処置等の質を保証する必要があります。そのために指示体制（救急救命士が気管挿管などの特定行為を実施する際には、医師から直接に指示を得なければならないと、救急救命士法上、規定されています。）、事後検証体制（救急隊の

－ 19 －

扱った心肺停止症例等の事案を医師が検証、その結果を教育訓練に活かします。)、再教育（救急救命士の質を向上させるために、病院実習、症例研究等でもって定期的に教育を行います。）の３つを重点的に行う。その体制作りを地域、あるいは、都道府県単位で設置された協議会が担う。

コラム　准救急隊員

　現行の救急隊は、救急自動車１台及び救急隊員３人以上で編成しなければならないとされています。しかし、近年の人口減少などにより、過疎地域及び離島においては、救急業務の空白が生じつつあり、これを解消するために特定の条件不利地域（過疎地域や離島）については、救急隊を救急隊員２人以上及び一定以上の教育を受けた准救急隊員（92時間の講習修了者で、常勤の消防職員として併任した役場職員等）１人以上で編成することが可能です（平成29年４月１日に施行）。

　実際の運用に際しては、准救急隊員を含めた救急隊で救急業務を行う時間や地域などを記載した実施計画を策定しなければなりませんが、軽症者搬送や夜間出場時の救急隊運用が柔軟に行えるようになります（以上、平成28年11月４日、総務省消防庁報道資料より）。この新たな運用が配置隊数の増加やOB資格者の雇用につながって欲しいものです。

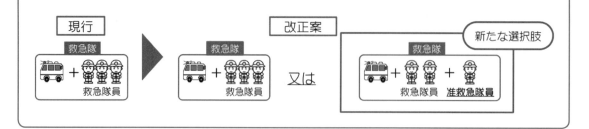

Ⅰ　序　　論

2 救急隊の活動現場

(1)　救急現場の特徴

　救急現場の特徴を実態面からみますと、日常生活に極めて密着した場面と非日常的とも思えるような場面とが交錯していることが分かります。それゆえ、一層複雑な傷病者対応を迫られるようになります。

　以下は救急現場の特徴についてです。

① 突発的である。

　事故は予期できず突発的に発生するだけに思わぬ問題が生じ、その対応に困難を極めることがあります。救急隊は事故の原因を探索したり、適切に対処する資器材を持ち合わせておらず、しかもそのような任務も負わされていないのが一般的なので、消防隊の支援のもとに対症的に活動することになります。また、急に発症する、あるいは今までの症状が急激に悪化するケガや病気は、傷病者の身体にとっては重大なイベントの到来です。

ア　現場が無統制、無秩序の状態にある。

　事故への対応は緊急性を有し、活用できる資器材が事故現場近くにあることは皆無です。一般人では対処できないために専門の消防隊に頼らざるを得ません。到着までの間は、事故発生の原因となった重量物や危険物、受傷した者は手付かずの状態のままです。また傷病者や付近の者の、怒声、叫び、泣きなどが飛び交う修羅場の様相を呈し、さらには事故に直接関わりのない取り巻きの不穏な動きにより統制の困難性が助長されます。

　傷病の発生当初は、本人に混乱、悲しみ、否定などの情緒的な反応が現れ、救急隊に従順でないようなケースもあり、家族等にも同様な反応が現れると状況を一層混雑にします。このように到着するまでの間、第三者によって全く手の付けられていない状況での活動を余儀なくされますが、傷病者の救護を主眼に置いて、混乱した現場をどのように統制するかによって救急活動の成否が決まります。

イ　傷病者への接近が困難である。

　自動車や電車等が原形をとどめないほどに損傷している場合、重量物の下敷きになった場合、自らの防護態勢が十分に取られていないガス流出事故の場合など、物理的・化学的な障害物が目の前に立ちはだかり、傷病者に容易に接近することができません。当然に応急処置の着手に遅れをきたします。

ウ　情報が不足、あるいは不確実である。

　このことは大規模な事故に限らず、疾病の場合にも当てはまります。事故の全容が把握できない、あるいは、断片的な情報しか手に入らない、また手に入れたとして確実性がな

－ 21 －

いなど、信憑性に極めて乏しいことがあります。事故の規模にもよりますが、周囲の人から得られたにしても当事者が非常に混乱しており、正確に把握できないのが一般的です。

傷病者の置かれた状況が高温の環境下である、刃物等の原因器物が周囲にある、ガス臭がする場合には原因を特定できますが、客観的な情報が完全に欠落している場合も往々にしてあるのです。また、意識障害者の場合には、当然に本人からの情報収集は不可能です。意識障害をきたし、外見上ケガも見当たらない傷病者が一人路上にいた場合、救護活動を開始するのに最も重要な情報である傷病の別、受傷形態、事故の概要や痛みの部位などが、全く把握できない状況下で対応しなければなりません。もちろん、ベテラン隊長なら、系統立てた観察により傷病者の状況をより的確に捉えて対処していますが。

目撃者が多い場合には、反対に不確実な情報が入り乱れることがあります。「誰かが刃物を振りかざしていた」「けが人の数は１人だ」「もっと大勢いる」など、情報を提供するがわも事故の規模が大きくなるに従って、必ずしも全容を把握しているわけではありません。

合目的な行動は全体を把握し、それに基づき計画的に取りますが、救急現場では、必ずしも行動する前に事故の全体像が捉えられるとは限らず、一部の事象や断片的な情報を頼りにせざるを得ない場合もあります。むしろ、セオリー通りにいかない場面が多く、それでも決断してやらなければならないのです。

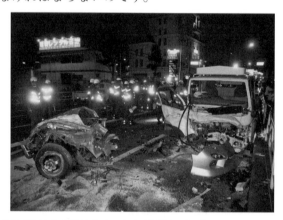

② 二次的な事故発生の危険性と隣り合わせの状態にある。

事故や災害の発生により現場は極めて不安定な状況になり、引火性物質の流出、ガラス破片の飛散等、救急隊や傷病者本人だけでなく、周囲の人々にも危害を及ぼすような不測の事態がいつ起こるか分かりません。消防隊と異なり救急隊は危害防止のための防護策を講じていませんので、現場の様相や関係者の情報をもとに危険性を判断し、速やかにバックアップ体制を取ります。このように、救急隊に危害を及ぼす可能性のある物理的・化学的要因だけでなく、傷病者等による暴言や暴行などの人的な要因もあり、危険要因が複合して存在します。

③　即応性が求められる。

　差し迫った目前の事案へ的確に対応するためには、発生原因を特定、その原因を除去し安全性を確認した上で行動に移すのが一般的な手順です。しかし、救急の現場はダイナミックです。傷病者に危険性が迫り原因に対処する暇がない場合もあり、瀕死の傷病者に対しては、救出活動と並行しながら一刻も早い呼吸・循環の改善に向けた対応が迫られます。傷病者や救急隊へ危害を及ぼす可能性が極めて高い場合には、特殊な装備を有する他の消防部隊の応援を求め、連携を取りながら現場活動に当たります。

④　多様な環境の中に傷病者が置かれる。

　ア　要請時間・時期

　　前述①の事故が突発的に発生することに関係しますが、救急の要請は、季節、天候、時間等に関係なく行われます。寒冷、雨天、深夜の暗がりなどの外部環境も活動障害の要因です

　イ　発生場所

　　消防法では救急搬送の対象として、屋外、公衆の出入り場所等において生じた事故による傷病者などが明文化されています。しかし、これは具体的な例示でなく総称的な表現に過ぎません。言うならば人間の活動する、あらゆる場所で事故発生の可能性があります。

　　消防機関が対応可能な装備、資器材を配備しているかにもよりますが、極端な例としては、河川、湾岸、山岳や放射性物質を取り扱う施設なども活動の対象の場です。また、人の活動は平面的な場だけではありません。場合によっては、足場の悪い高所やがれきの山積した場所での救急活動を強いられます。

(2)　傷病の特性

　次に傷病の特性をみてみます。

① 突発的で不確実

　日常生活をする、あるいは運動、生産活動をしている限り、本人の行動特性や外的要因により事故が発生し、身体に障害をきたします。事故は偶発的な要素が多く関与し、いつ発生するのか、どのような様相なのか、どの程度の障害を及ぼすかは予測できません。また、地域集団として捉えた場合、傷病者の発生数の予測も不可能です。

② 緊急性

　傷病の発生が突発的な上に、その多くが緊急性を要します。それは、適切な処置により速やかに回復しますが、放置すれば短時間のうちに症状の悪化をきたす病態と考えられます。一般的には要請者側に生命の危機感が存在し、また、身体機能の低下が切迫しており、時間的な猶予が許されないものです。

③ 症状の急変、不安定

　障害を受けると身体機能の変化が起こり、これに伴って特有の症状が現れ、徐々に意欲、活力が減退します。変化の度合いは、必ずしも時間の経過に比例するのではなく、急激に変化することもあります。特に大出血の場合には顕著で、時間経過に伴う出血量に応じて頻脈や浅い呼吸などの症状が現れますが、一定の出血量を超えると生体の代償機構が破綻し急激に不可逆のショック状態に陥ります。

　物事の全てを原因と結果の関係できちんと捉えることができると十分な予測のもとに対応できるものの、一筋縄でいかないところに生体の深奥さがあります。

④ 自己決定権

　医療機関へのアプローチ法として、自力、救急自動車のいずれかが選択されます。急激な身体症状をきたす突発の事態に対して、自家用車、電車、バスなどの一般交通規制で運行する交通機関の利用では手遅れとなり、生命に危機を感じ一刻も早く受診したいと本人が判断した場合には、救急自動車を利用する頻度が高くなります。救急隊を要請するか否かは、利用者側の主観的な判断に完全に委ねられています。

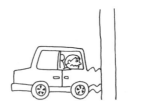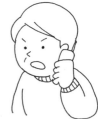

⑤ 個別性

　症状の受け止め方に極めて個人差が生じるのも特徴の一つです。同じ程度の痛みでも非常に重大であると認識する人がいる反面、なんでもない、我慢できるなど、本人の受け止め方に幅があります。

⑥ 第三者の介在

　本人の意思だけでなく、第三者が救急要請の過程に大きく関わることがあります。意思疎通の不十分な意識障害者や乳幼児の場合は、症状の発現、変化等について、第三者の判断のもとに救急隊が要請されます。

⑦ 日常性と非日常性の混在

　救急隊の扱う傷病者は、歩行中に滑って転んで骨折をする、調理中にやけどをするなど、日常的な生活に伴い多く発生しますが、反対に電車事故等のように発生頻度が極めて少ないものもあります。多様性を有する救急隊の扱う傷病者の発生は、日常から非日常性までの非常に広いスペクトラムを持ち、その対応要領にも雲泥の差が生じてきます。

　図1は傷病者の行動の多様性と身体の損傷程度を概念的にプロットしたものです。いずれの場面においても、軽症から重症、幼少から高齢者、種々の損傷形態が混在しますが、非日常性の事故の場合、重症度との強い相関がみられるのが一般的です。

　傷病者を中心にした、現場の特性や救急隊の関わり方などの周辺特性を**図2**（モザイク図と称する。）に示してみました。このように救急の現場は、特異的な要素の集合体でもあります。それゆえに、「Ⅶ伸長、1経験を活かす」で述べる徹底した基本行動をもと、応用力やチーム

I 序論

図1 事故のスペクトラム

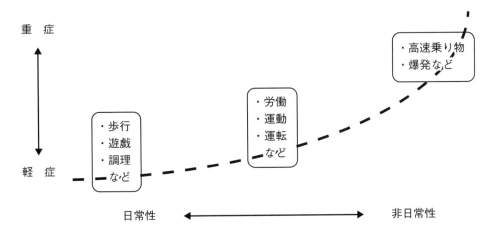

図2 傷病者を取り巻く周辺特性（救急モザイク図）

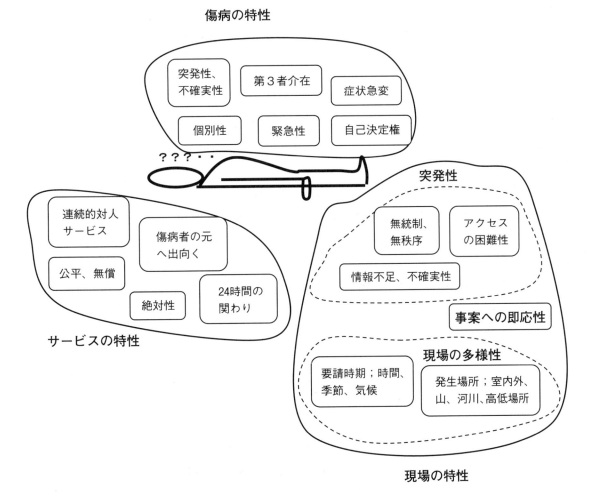

力を発揮した技量が求められます。

(3) 傷病者の情緒的反応

　これまで普通に生活していた人が突然、ケガを負い病気になった際の情緒的反応として、恐怖、悲しみ、怒りなどが一般的ですが、実際の場面では、本人のこれまでのストレスへの関わり方、対象から受けるインパクトの度合いなどによって現れる反応が異なってきます。

　救急現場での傷病者は、第3者からまったく手付かずの状態にあり、極めてコントロールの難しい情緒的反応に真っ先に直面せざるを得ません。ましてや、傷病者を管理する上で最も大切なコミュニケーションさえも、十分に取れる状況にはありません。このように救急の現場は極めて特異的なのです。

　ケガや病気をした人に多かれ少なかれ現れる典型的な情緒的な反応を挙げてみます。

① 恐怖；痛み、不具・不治、死への恐怖、あるいは不治から生じる経済的な面への恐怖があります。

② 不安；身体の動きが自由にならないときに、自分自身をどのようにコントロールしたらよいか分からない事態に陥ります。

③ 抑うつ；喪失に対する自然な心理的反応です。例えば、身体機能の一部を喪失した場合、これまでと同様に動き回ることができない、明日からは会社にも行けなくなるなどの喪失感があります。

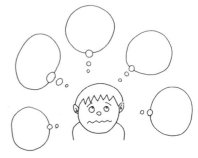

④ 否定；普段、精力的に動いている人の場合、傷病によって手足の動きが以前と違って、緩慢になっているにもかかわらず、自分が病気であることをなかなか容認しない、また、たいした病気でない、少し調子が悪いだけと言い張り症状を隠そうとします。

⑤ 怒り；ケガや病気によって身体に不快感が生じる、あるいは行動が思いのままにならず、制限されることに対し怒りや疑いの反応を示します。たまに傷病者が怒りを表すこともあります。自分がこんなに苦しい思いをしているのに到着が遅い、医療機関へ迅速に運んでくれないと言い立てるなど、救急隊の適正な行動に対しても我慢できなくなり、苛立ったりして過度の要求をします。

⑥ 混乱；特に高齢者の場合、普段あまり接したことのない救急隊や見慣れない資器材が目の前に現れると混乱を生じます。

　最初は過剰とも思えるほどに情緒的な反応を示すことがありますが、混沌とした現場を救急隊がコントロールし、情緒的なサポートをしますと、傷病者の情緒的な反応を和らげることができます。まずは救急隊が傷病者に関心を寄せていることを分からせ、傷病者との相互作用を

確立するように心がけます。

　また、傷病者の不安等を解消するためには、応急処置や行為の内容を適切な表現で説明し、これから真剣になって救護しますよ、と安心感を与えます。信念を持ち傷病者に安心感、信頼感を与えますと、救急隊の言動にきちんと反応し、その後の対応がスムーズになるものです。

　このように、救護のプロフェッショナルとしての態度を保持し、救急隊の最大の機能である信頼される技能を適用することで、傷病者も自分の情緒的な反応を徐々に認識し、自分自身でうまく処理しようとします。

　情緒的なストレスは、ケガや病気をした全ての人に多かれ少なかれ現れます。プロフェッショナルとしての行動規範のもと、常に冷静に行動することが求められます。情緒的な反応を示している傷病者が不可解な言動を取る場合もありますが、過剰に反応しないように注意し、また短絡的な対応を避けます。平素と異なり情緒的にもベストの状態でない傷病者を救急隊が扱うのは当然のこととして受け止めなければなりません。

　情緒的反応を示す傷病者への介入要領については、「Ⅳ行動、5危機に介入する」で具体的に述べます。

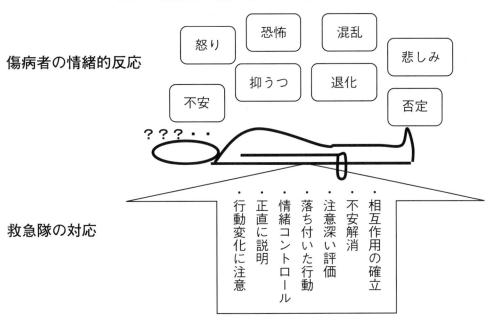

図3　傷病者の情緒的反応と救急隊の対応

―救急隊の要請過程―

　身体状況の変化についての受け止め方は各自で異なり、同じ程度の傷病でも、たいしたことでないと判断する人、あるいは、すぐに診察を求める人がいます。一定の目的に向けた人の行動は、必ずしも一つの要素で決定付けられません。どのように判断するかは、様々な要素の構

成比重によりますが、一般に行動を大きく支配するのは、その傷病が与える恐怖感や損失感であると言われています。特に事態の発生が緊急である場合には、判断要素を特定しづらく、また要請行動に第三者が介入することも大きな特徴です。

救急隊の要請行動に影響を及ぼす要素として、次のようなものが挙げられます。

１．救急隊要請を決定付ける要素として、地域性、医療機関の所在、社会的な規範が、その根底に少なからずあると考えられます。

２．自分の身にどれだけの身体的脅威が迫ってきたのか、その脅威の認識の度合いに左右されます。

　① 　経験：社会生活や人生経験、学習により事の重大性の認識

　② 　教育、職業、宗教観：価値観、医学的知識による傷病の緊急性、健康の重要性の認識

　③ 　家族等：緊急性の判断の手助けをしてくれる家族メンバー、周囲の人の存在

３．認識に基づいてどのような最適行動を、どのように取るかを判断します。ただし、要素としての比重は軽いです。

　① 　緊急性：救急自動車の利用が社会的に容認されるものであるか、緊急搬送の必要性の判断

　② 　手段：救急自動車に代わる適切な手段の有無

　③ 　地域性：住宅様式（集合住宅、一般住宅）、地域活動性による隣保共助の意識

　④ 　医療サービスの質への期待：利便性、距離、病院の評価など

４．一般の医療機関受診と違って、救急要請は第三者の判断に大きく作用されます。

　周りに傷病者が発生したときの対応として、自らが医療機関まで連れて行ってあげようというよりも、実態としては積極的に救急隊を呼んであげるだけとの意識が強いです。特に酔っ払いや行路病者に対する救急要請は、大方がこのような傾向にあります。これは、身体的脅威の切迫感を自分に置き換えてみて判断することよりも、救急要請を最適行動として先に判断しているのです。

I 序　論

図4　救急隊の要請過程

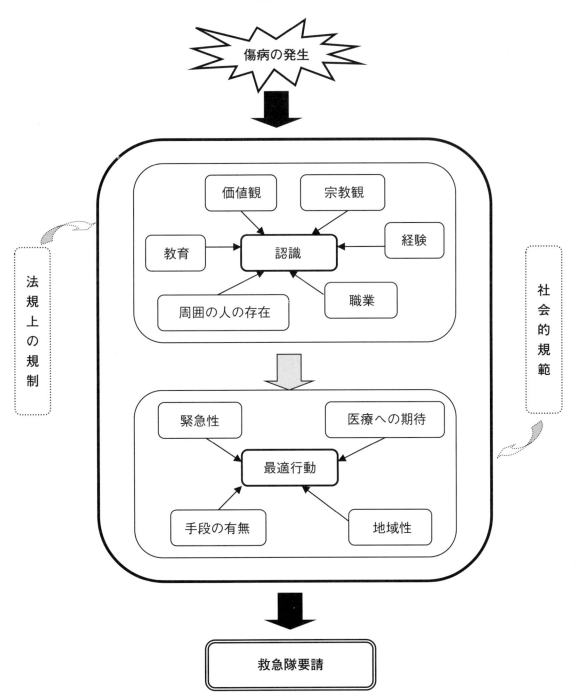

− 29 −

Ⅱ 心構え

1 救急隊員になる
2 救急のプロフェッショナルになる
　⑴ プロフェッショナルとは
　⑵ 実例から救急のプロフェッショナルを考える
3 健康である
4 ストレスに負けない
5 倫理観を持つ
6 生命を守る
7 気を配る
8 感性を研ぐ
9 慢心を捨てる
10 社会人になる

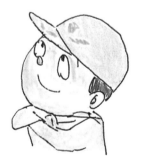

1 救急隊員になる

　「救急隊になる」。それは人の生命を救う任に当たる専門職集団の一員になることです。救急医療体制の中で救急隊がいかに重要な任務を負っているかを理解するために、健康管理のプロフェッショナルという基本的な言葉の意味合いを考えてみます（プロフェッショナルについては、次の小論を参照のこと）。健康管理とは、細心の注意力を働かせて、痛み、疾病、障害のある人を憂い、解消に向けて世話、保護をすることです。

　また、プロフェッショナルとは、他の業種とは異なった専門的な知識・技術を持ち、その領域で予め定められた規範や慣習に従わなければならない集団に属する人です。当然なことながら、救急隊は健康管理のプロフェッショナルです。緊急医療に関する特別な知識・技術でもって、人々の健康と幸福を増進する職務に従事します。傷病者の信頼を得るためには、生命を保障する、安全を図り苦痛を軽減させるなどの方策を講ずることができる資質を備えていなければなりません。

　これを個人の持つ具体的要件で捉えますと、「Head」「Hand」「Heart」「Health」「Hygiene」の「5H's」で表すことができます。

1．Head：専門的な救急知識、豊かな実務経験

　救急隊は人の健康上の問題を解決する専門職です。その基本となるのが専門的な知識であり、特に専門的技術の基礎として体系付けられたものです。ともすれば、できることで満足感に陥りがちですが、当然に、知識、技術は絶えず発展させ向上させなければなりません。言うならば自己の責任で学び続けることです。

2．Hand：専門的な技術

　応急処置を行うことは、傷病者の救命、悪化防止を図るために医学的な知識に裏付けされた創傷処置、心肺蘇生等の諸技術を適切に提供することです。人命に関わるだけに高度な技術を習得し、絶えず高めていく研鑽（けんさん）が求められます。その技術とは症状変化を察知し、すばやく適切に対応できる練磨された力です。そのためには、自らの技術の熟練度を極めるまで練習し、研ぎ澄まされた状態を維持し、さらに改善するために練習を続けます。有能な救急隊ほど時間の経過とともに多くを忘れてしまうことを知っており、新たなことを渇望していますので、多くの機会を捉えて自己の能力を高める努力を惜しまないことです。

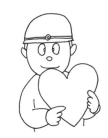

① 観察技術

　観察（事実の認識）は、応急処置の前段に欠かせない技術です。応急処置に役立て的確に医師に伝えるためには、傷病者からのシグナルを正確にキャッチします。十分な観察なくして、次のステップである判断、応急処置の行為はあり得ません。

傷病者そのものが多様化していること（例えば、老人では一人で複数の病気を抱えていることが多いです。）などから、観察技術を練磨しなければなりません。

② 応急処置の確かさ

応急処置の不確実性や過誤は、その後の医療処置に重大な影響を及ぼし、救急医療本来の目的を達成できなくなります。時間的制約等の諸条件をコントロールしながら症状に合った対応を迫られますが、そのためには、観察、判断能力と合わせて、絶えず最高のレベルで応急処置に関する技術を保持することです。

③ 現場での対応力

救急隊は混沌とした救急現場で、きちんと活動できる統率役をも担います。自信、内面の強さ、会話能力、決定・判断力、強い責任感などが重要な特性として挙げられます。

３．Heart：仕事に対する情熱や使命感、傷病者に対する愛情や豊かなパーソナリティ

いかなる職に身を置きましょうとも、仕事から来る紆余曲折、挫折感を避けることはできませんが、それを跳ね返し救急を終生の職として、生きがい、誇りを持ってやれるかどうか、"Heart"は自分の意思の根幹をなす精神的な要素です。生命の危機に直面している傷病者に対しては、少しでも安楽に保てるようサポートする、また不安感を抱いている場面では、極度の緊張状態にあることを察知し、思いやりなど、精神的な面でサポートします。

さらには、住民に誠実に奉仕、献身する日々の態度が求められます。救急活動は人との関わりであり、基本的なモラルや倫理が強く要求されます。

救急隊としてのパーソナリティ特性を数例、述べてみます。

① 同情

傷病者等との良好な相互作用を確立するのに最も重要な要素の一つに同情があります。同情を持つことは、その場の状況に応じて相手の感情や意思を認め理解することです。

② 協調性

他の隊員との協力関係を確立すると活動そのものの効率性が高められ、ひいては傷病者に対する救護力の増強につながります。

③ 情緒安定

人との関わりの中で、たまには悪口雑言を浴びたり、また長時間の活動に耐えなければならない場面が生じ相当なプレッシャーを受けますが、自分の感情をコントロールできる冷静さと自信を持ち、平然と対応しなければなりません。傷病者や周囲にいる人達は、それ以上のストレスを持ち、その一部が異常、あるいは過激な行動として救急隊に向けられます。一般的には決して耐えられるものではありませんが、プロフェッショナルであるからには、他人を扱うために自分自身の感情を脇に置けるだけの器量が必要です。

④ 話し方

信頼感を得るには、自分の意思を正しく伝え、傷病者等に疑いをもたらすような間違った言葉を使わないことです。しかし、その多くを無意識に発することが大きな問題で、救急隊

Ⅱ 心構え

の不適正な説明や話し方により相互の信頼感を崩し、協力関係をも危うくしかねません。言った内容だけでなく、言葉の調子にも気を付けるようにします。

4．Health：迅速な活動性、自らの心身両面の健康状態の保持

① 身体的な健康

　現場から車内までの傷病者搬送や心肺蘇生などの処置は人手に頼らざるを得ず、相当な体力を要します。時には身を賭する危険な現場で長時間の活動に従事します。それに果敢に立ち向かわなければならない救急隊自らの身体が軟弱では、十分な活動はおぼつかないのです。

　米国の救急隊用教科書では、身体的な条件として、健康、124ポンド（約55kg）を持ち運びできること、色覚（傷病者の観察や皮膚、口唇・爪床の色の識別ができます。）、視力（遠近のものをハッキリと見る、これは観察や救急自動車の運転、現場コントロールに必要となります。）、聴力（指令員、傷病者と正確にコミュニケーションが取れます、聴診器で呼吸音、心音が聴き取れます。）が列記されています。これは、消防職員としての最低限の身体的要件でもあり、自らに対する事故を防ぐためにも健全な体力を積極的に保持しなければなりません（「Ⅱ心構え、3健康である、4ストレスに負けない」を参照のこと）。

② 健全な精神

　事故の発生した現場だけでなく、傷病の発生直後であるだけに傷病者も極めて特異的な様相を呈します。このような事象への対応は、非常にストレスがかかり、自らの心身を常に健全な状態に保ちながら、救護活動に当たらなければなりません（「Ⅱ心構え、4ストレスに負けない」を参照のこと）。

5．Hygiene：衛生、端正な服装

服装は救急隊のシンボルです。救急現場に到着した時点から、どのように自分を表現するかで周囲からの審判が下されます。そのような意味で、健康と同様に身なりも大切なことです。不潔な身なりをしていますと、処置も下手なのではないかと疑われるかもしれません。行動や身なりは、相手の信用を得るだけでなく、自分への自信を打ち立てていくのに重要です。常に清潔なアイロンがかった制服を着ます。細かいことですが、ゴム手袋をベルトに吊すなどはプロフェショナルとしての身なりではありません。毛染めをしない、口髭、あごひげもきちんと剃ってこざっぱりとする、手袋に穴をあける長い爪も避けるべきです。（「Ⅵ身だしなみ、各小論」を参照のこと）。

図5　救急隊の5H's

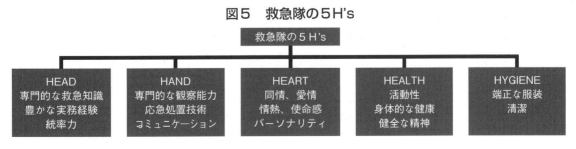

2 救急のプロフェッショナルになる

(1) プロフェッショナルとは

（要件）

　救急隊に与えられた任務は、人の生命を救う、人に手を尽くす、それは何にも代え難い崇高なもので、しかも地域の人からも尊敬され、また立派な職種であると認知されなければなりません。それだけで立派なプロフェッショナルとして見なされますが、理解をさらに深めるためプロフェッショナルの意味合いを考えてみます。

　救急のプロフェショナルの持つ機能として、傷病者を扱うに必要な高度で専門的な知識・技術を有し、これをきちんと行動に表せることが第一の要件として挙げられます。いわゆる、知識・技術を傷病者のニーズに応じて提供できる実践力です。また、このような職能の高さだけでなく、倫理意識や品格などの社会的な要件をも当然のこととして身に付けていなければなりません。そもそもプロフェッショナルの語源は、プロフェスという「宣誓する」に由来します。社会福祉に寄与することを目的とし、プロフェッショナルに課せられた厳しい掟を守ることを社会に宣誓するのです。

　プロフェッショナルの要件は非常に厳しいものです。プロフェッショナルと言われる周囲の職業をみても分かるように、日々、厳しい修練を怠っていません。厳しい職業ですが、その厳しさ敢えて挑み、甘受し、献身的になれるからこそ、人は焦がれてその職に就くのではないのでしょうか。

図6　プロフェショナルとしての要件

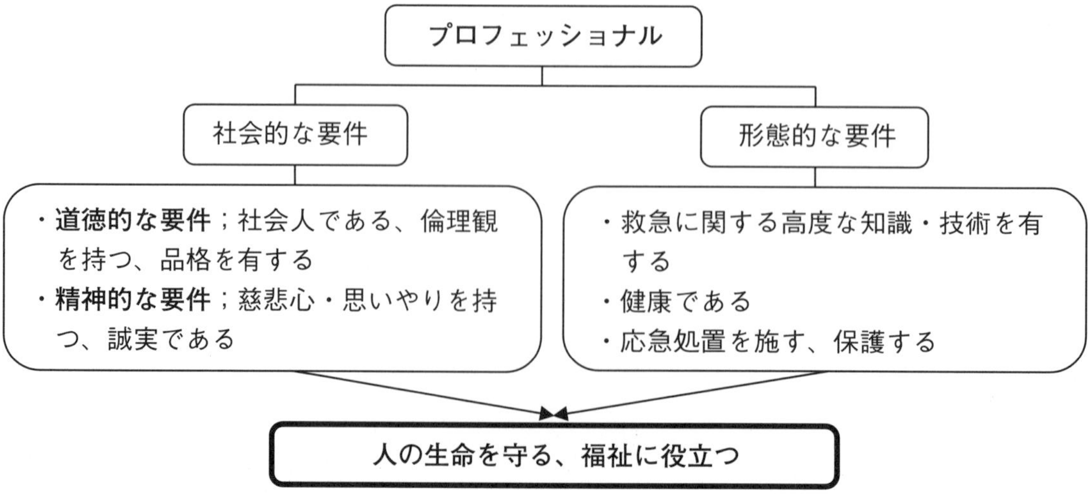

```
              ┌──────────────────────┐
              │   プロフェッショナル   │
              └──────────────────────┘
                   │              │
         ┌──────────────┐  ┌──────────────┐
         │  社会的な要件  │  │  形態的な要件  │
         └──────────────┘  └──────────────┘
```

・**道徳的な要件**；社会人である、倫理観を持つ、品格を有する
・**精神的な要件**；慈悲心・思いやりを持つ、誠実である

・救急に関する高度な知識・技術を有する
・健康である
・応急処置を施す、保護する

人の生命を守る、福祉に役立つ

－ 36 －

Ⅱ 心構え

　図6にプロフェッショナルの要件を挙げてみましたが、当然に、これだけで全てを言い表せるわけではありません。いかんせん、人というのは様々な要件を持ち合わせており、これらが強く結び付いて全体を作り上げ、さらには統合性を有する有機的な存在でもあるのです。崇高な理念から、救急隊はプロフェッショナルであると言ってはみましたものの、実際には社会的な役割、使命、規範などを根底に据え、しかも、単なる諸要件の寄せ集めではなく、統合された全体としての存在でなければなりません。

（プロフェッショナルの職業として）
　次に、救急隊をプロフェッショナルの職業として捉える意義について考えてみます。
① 社会的な役割を担う。
　　救急隊は誠実に献身的に奉仕する、人々の福祉に欠くことのできない高い知識・技術を有する職能であり、これを地域社会への奉仕として行使します。決して金儲けや出世、権力などを目論んだ私利私欲のために働くのではありません。
　　さらには、身分の高い低い、年齢、人種等への偏見を持たず、ケガや病気で危機的な状況にある人に救いの手を差し伸べる行為だけでなく、道徳的、精神的な作用を救急隊の属性として保持します。
　　社会的に承認されるためには個々の力量だけではなく、全体が一様の評価を受けなければなりません。また、その組織に課せられる最大の社会的役割は、住民のニーズに応じ地域社会の公共の福祉を増進させるために貢献できる職業人を養成することです。救急隊にとって最も大切なのは傷病者への貢献であり、それが人々の福祉につながります。

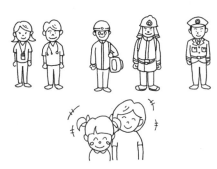

② 極めて高度な知識、技術を持つ。
　　プロフェッショナルとしての職業の背景には、学問的裏付けがなければなりません。医師と看護師と同様な機能に基づき傷病者に関わるという業務特性を有し、救急隊の果たす役割は、救急医療体制の中で確固たるものとなっています。それゆえに、医学や看護学の完全な受け売りでなく、救急隊独自の学問体系を確立しなければなりません。
　　一部にではありますが、いまだに救急隊は消防業務の片手間的な存在であるとの認識が残っています。救急隊の専門性のあり方を問うに、今後、救急隊のアイデンティティをしっかりと打ち立てていかなければ、その自立はおぼつかないものと言わざるを得ません。
③ 職業として独立して存在し、他の職業とは異なる固有の業務である。
　　救急業務は自力で受診行動が取れずに困っている人を助けてあげる社会サービス的な側面を有します。社会的な使命、役割を担い、一般の社会とは異なった規範、規律でもって組織の構成員を強く拘束し独自の文化を形成する、このことがプロフェッショナルとしての最た

るゆえんです。

　プロフェッショナルとして認知される根底には、人の生命を救う数ある医療職種の中で、救急隊の行う業務が他とは異なった明らかな領域を持ち、しかも救急隊の存在そのものが他職種と同等に位置付けられるなど、責任あるメンバーの一つとして見なされなければなりません。

　救急医療体制の中でプレホスピタルケアの領域を担い、傷病者の心身の機能低下や苦痛を丹念な観察、管理でもって除去する特別な知識・技術を有する救急隊を "a Health care profession in the prehospital care" と称することができるかと思います。

⑵　実例から救急のプロフェッショナルを考える

（他職種との相違点を際立たせる）

　救急隊をプロフェッショナルと一応定義付けてはみました。そこで一つの例を提示して、その適合性を検討してみます。

　待機場所に戻る間もなく、連続して３件目の出場があり、正直なところ佐藤隊員はいささか疲れ気味で、一息付けたい衝動に駆られました。千代田救命救急センターへ到着し、傷病者がストレッチャーごとレントゲン室へ移動させられたため、病院を引き上げるまでは、かなりの時間がかかるのはいつものことです。

　佐藤隊員は、隊長が戻って来るのを救急自動車内で待つことにしました。運転席に深く腰をおろし、さもうまそうに紫煙をくゆらし始めました。これは、ほとんど習慣のようなものです。緩やかに上る紫煙を見ながら活動を振り返ることは、ささやかな至福の時で、次への出場に向けての清涼、活力を得るための一服ともなり、大いに気分転換が図れました。

　ある日、病院で待機中の救急自動車内で喫煙している、救急隊員としてあるまじき行為であるとの広聴事案が、写真を添えて消防本部に寄せられました。

　分煙化傾向が社会全体に蔓延し始め、愛煙家にとっては非常に肩身の狭い思いをする昨今ですが、ハードな仕事の後だけに余り咎められることもなく、世間も寛大に見てくれるでしょうと、ある種の驕りがあったかもしれません。

　プロフェッショナルとアマチュアは、代償の有無によって使い分けられることが一般的で、特に「プロ＝金」のイメージが強いと思います。代償が単に労働提供の対価として支払われるならば、それはある意味では当を得ていることになりますが、これでは全ての職業が当てはまってしまいます。救急隊をプロフェッショナルとして明確に定義付けるのは難しいのでしょうか。

　日常的には、職人かたぎ、根性、商人道などの表現が用いられます。先の小論で述べたように、①その職業が社会的に認知され、他業種との区別が明らかで独立して存在する、②構成員

－ 38 －

Ⅱ　心構え

が従うべき内部の行動規範があり、それが文化として定着している、③構成員各自が高度な能力を有し、有形・無形の社会的還元をしている、などの概念で捉えられます。

　では、医師との違いを前述の内容だけでもって、完全に区別できるでしょうか。プロフェッショナルの概念は、ある意味では主観的、観念的であると言えるかもしれません。救急隊としての資質・技能や社会的な役割の全てまでを医師の概念と完全に一致させ、単に医業の一部分を担い、保有する技術の内容による差だけで区分されるとしたら、救急隊はプロフェッショナルとして社会から認知されることはあり得ないと個人的には思っています。筆者の邪推に終わるなら結構ですが、特に救急救命士の養成課程の中で医師の分身のごとき振る舞うような指導が行われていないこと、さらには、そのような意識のかけらも持ち合わせていないことを確信したいものです。

　救急医療体制の一翼を担う医療職種の一員としての地位を不動のものにし、社会的な認識も大きく変わりつつあります。常に自信を持って品格のある振る舞いをすることが大事で、これまでの単なる運び屋の概念を打ち破らなければなりません。病院前救護（プレホスピタルケア）※の領域で独自の倫理があってしかるべきです。これについては、「Ⅱ心構え、5倫理観を持つ」の項で述べます。

（自問自答する）

　いずこの世界も同じですが、プロフェッショナルの意味合い、生き方の本質を伝授してくれるのは先輩達です。一般に彼らは、社会的に認知された組織の中で何十年と経験を積んだベテランであり、職業に誇り、自負・自信を持ち、後輩達も一様に彼らの技能、品格、人となりを認めざるを得ません。彼らは持ち合わせている技能を単に機械的でなく、できるだけ論理的に捉えることの意義をも十分に心得ています。自らの職能に対する質の保証、向上のあり方を体得しており、また組織の目的を適正に維持していく上で、組織に生きる一員として保持すべき規律、規範を心得ているのです。

　プロフェッショナルのあり方は教えられるより、経験を通して自分なりに考え、つかみ取っていく側面が強いものです。しかし、救急隊になりたての若者は、手技そのものや手順、知識の習得に躍起になっており、プロフェッショナルを概念的に捉えようとすることにさえ興味を示さないかもしれません。これをプロフェッショナルへの過程として捉えますと、内部的には甘受できますが、世の中はそんなに甘くはありません。社会にデビューしたからには、プロフェッショナルとしての自覚を持ち、自律的な努力を片時も怠らないことです。経験の多寡にかかわらず最高の職能を有し、その職に身を置いた時点で既にプロフェッショナルであり、ベテランとは意味を異にするのです。

　煙草を吸っていた佐藤隊員は、プロフェッショナルとしてのあり方や自分が組織の維持、存続とどのような関わりを持つのか、もっと認識を深め自らの日常行為の一挙手一投足にまで、染み込ませるようでなければならないのです。さらに救急隊としての立ち居振る舞い、他隊員

－ 39 －

との連携、処置技術の向上、傷病者等への言動、医師や看護師との協働などについての細かな点をチェックする、あるいはお互いの考え方を話し合いますと、彼にもプロフェッショナルとしての意識が芽生えてきます。

　今となっては懐かしくさえ思えますが、救急医学の分野で名を馳せている先生に「救急隊のマグロ運び屋」と言われ非常な屈辱を味わい、今でもその言葉を忘れることができません。著名な先生ですので、救急隊を揶揄したり冗談めかしたものではなく、自らの足元をしっかりさせて方向性を見定めませんと、いつまで経っても社会的地位の確立はおぼつかないよ、というお叱りの内容です。当時は若気の至りで自省するよりも屈辱、憤りの感を強く抱いたものです。

（自分自身を見据える）

　プロフェッショナリズムの概念は理想でもありますが、実際の現場でその理想を打ちのめされることがたまにあります。病院外での傷病者を保護するという崇高なプロフェッショナリズムを身に付けたにせよ、必ずしも理想通りに事が運ばない現場があるということも、わきまえておかなければなりません。

　一例を示します。オートバイ事故で傷病者の脚部が異常に変形して目を覆わんばかりで、当然に傷病者は苦痛を露わにし、その痛ましい姿は遠目の野次馬からも一目瞭然です。救急隊は脚部のケガには目もくれず（はた目には）、意識や呼吸・脈拍の確認に着手しますと、野次馬からは「何をやっているんだ、ケガの手当てを早くしろ、病院へ早く運べ」などの怒声が飛び交います。かわいそうだから痛みを訴えている部位の処置を優先すべきと、彼らは思っているのです。まだまだ周囲からの救急隊に対するイメージは、単なる運び屋としか映っておらず、すぐに救急自動車に乗せて出発したほうが周囲から喝采を浴びるかもしれません。

　救急活動ではジレンマを感じることも非常に多いのです。当の本人はなんでもないと搬送を辞退する場面で、救急要請した同僚が本人を説得せずに、「友達が痛がっているんだ、なぜ運ばないんだ、死んだらおまえらの責任だ」などの罵声が、艦砲射撃の如く挑みかかってくることがあります。救急活動の内実が第三者にはあまり理解されていない、あるいは逆のイメージを持たれているかもしれませんが、現場ではセオリー通りやる、やれることが重要なのです。周囲が騒然としていても、信念を持ってやることが傷病者のためであることは言うまでもありません。

　出場件数の多い消防本部では、１日の大半を実働に費やすこともざらにあります。夜中に待機場所に戻り寝床に入るや否や、次の出場がかかる、あるいは寝ずの活動で翌日、やっとの足取りで帰路につくことも度々です。このような非常に辛い仕事であっても職業の意義についての光明を見いだせないならば、一時的な焦がれで救急隊を志願した者には勤まるものではありません。正直言って救急の仕事は実にハードです。

　東京消防庁某消防署の約50名余の救急隊への質問（以下、「救急隊アンケート」という。）「救急隊員として一番辛いことは何か」に対して、次のような回答がありました。

① 出場件数が多いとき。深夜時間帯の連続出場で仮眠が取れないとき。食事が定時に取れずに不規則となること。救急自動車内で朝を迎えるとき
② 傷病者の死や子供や若い世代の交通事故で家族の悲しんでいる姿を目の当たりにしたとき
③ 特に乳児のCPAを救命できないとき
④ 高所からの飛び降りや体幹離断に遭遇するなど、凄惨な救急事故を扱うとき
⑤ 傷病者、医師との対応で精神的ストレスを感じるとき。医師と家族の狭間に立たされたとき
⑥ 酩酊者に「救急隊員やめちっまえ」と罵声を浴び、自分の行動が相手に認められないとき

　救急隊は必ずしもヒーローでなく、このように肉体的、精神的な面で多くの辛さを抱えながら活動していることが伺えます。時には、輝かしい救急服に身をまとった救急隊に対する人々のイメージが、虚像として映っているかもしれません。「消防は火災がないときには暇だろう」と質問を受けることがあります。救急も住民からの要請がありませんと、まさに待機中の状態で、始終、忙しく動き回っている医師や看護師とは、全く対照的に捉えられています。「待機中＝暇」とみなし、特に公務員は忙しくあらねばならない、勤勉を尊しとする国民性ゆえに、一部では良しとしない風潮があるのです。
　このように様々な社会的評価を受けるのが世の常ならば、職務における自分の内面をしっかりと見据えることです。プロフェッショナルの意味合いを考え、自分としてどうあるべきか、自己の内側からどのように変革していくのか、理想像をイメージしながら日々、近づけていく努力をします。自分なりの目標を立て常に発展させていくのです。

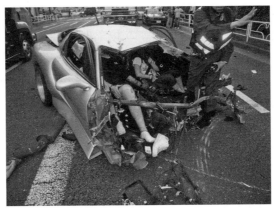

※病院前救護（プレホスピタルケア）
　救急医療は、医療機関の中だけでなく傷病者の発症した救急現場から早期に開始されるという概念で、これには現場に居合わせた一般市民による応急手当、救急隊員による観察、処置、搬送医療機関の選定、搬送などが含まれます。

3 健康である

　救急活動は体力的に激務で良好な身体作りが不可欠であるにもかかわらず、普段から健康増進に向けて食事に関心を持ち、日常的に運動をしている救急隊員がどれほどいるでしょうか。健康には精神的な健康と身体的な健康の２つがあり、救急活動を安全に行うためには、健康管理が重要な鍵となります。さらにはプロフェッショナルに当然に起こるストレス事案を管理するのにも役立ちます。特に身体的な健康を管理するためには、栄養、良好な身体、十分な睡眠、疾病・けがの予防が重要な役目を果たします。

（健康管理）

① 　勤務中の食事

　　勤務中、救急隊員は不規則な食事を余儀なくされるだけでなく、十分な時間さえも取れないことがあります。われわれ日本人は、一般的に麺類、ご飯物と重量感のある食事を取り勝ちですが、できるだけカロリーが高く短時間で済ませられるもの、例えばサンドイッチや果物、乳製品などが好ましいかもしれません。

② 　健康管理

　　適正な健康管理が基盤にあって、初めて激務な救急活動がこなせるようになります。健康管理については、生活習慣病の予防を目的として、肥満、血糖、脂質、血圧等をメタボリックシンドロームの診断基準に特定健康診査や保健指導が行われています。生活習慣病は、その名の通り食習慣、運動習慣、喫煙、飲酒等の生活習慣が、高血圧症や糖尿病等の発症、進展に大きく関与します。裏を返すと適正な生活習慣を維持する、あるいは改善することにより予防できるものです。

　　適正な体重管理は適度にバランスの取れた食物を摂取し、規則正しい運動で維持できます（健康的な食事については、他書に譲ります。）。生活習慣の改善については、自らも体重管理の進行をチェックするとともに、保健師等の専門家の調整とアドバイスを求めるようにします。

（身体的な健康）

　身体的な健康は人によって異なり、年齢、性、習慣、運動、食習慣の影響を受けます。

① 　心機能

　　心機能は有酸素運動によって高まり、長時間の勤務中に筋や組織に酸素や栄養素を供給する、心、肺、血管の機能を向上させます。ウオーキング、ジョギング、水泳などが有効です。

② 柔軟性

　身体の柔軟性に欠けると筋肉疲労や損傷が起こりますが、これはストレッチ運動によって改善されます。救急自動車への傷病者の搬入・搬出、傷病者の持ち上げ等、かなりの労力に耐えるためには、腕、背中、大腿、下腿、尻部の規則正しい運動が役立ちます。

（睡眠の重要性）

　睡眠は疲れた身体を回復させるのに役立ち、身体的な健康に重要な役割を果たします。成人で平均1日7～8時間が必要です。交替性で24時間勤務が一般的な救急隊には、睡眠剥奪（はくだつ）が起こり、正常なサーカディアンリズム（昼と夜を作り出す1日のリズム）が障害されます。身体組織の変化に合わせて毎日セットされた時間に腹が減ったり、疲れたり、元気になったり、一定の時刻が来ると自然に眠くなり、一定の時間眠ると自然に目が覚めます。夜と昼の規則的な境界が深夜、あるいは早朝の救急出場によって障害されますと、興奮、抑うつ、病気が起こります。

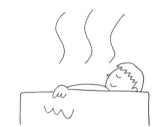

（腰痛の予防）

　背中の健康は、脊椎を支持している筋肉の状態で決まります。身体力学に基づく身体メカニズムの基本原則について述べます。

① できるだけ物体に身体を近づけます。
② 重い物を動かすときには、脚、臀部と腹部の収縮筋を使います。重量物を動かすために背筋のみを使用しないようにします。
③ "積み重ねる"。足の上に臀部が乗るようなイメージで、これらを一体にして動かします。
④ 移動する物との距離、高さを縮めるようにします。
⑤ 物体にできるだけ近づくか、持ち上げる前に位置を変えます。

　重量物移動の際の持ち上げる、手を伸ばす、押す、引っ張りは、身体メカニズムを適用した動きです。腰痛損傷を予防する重要な鍵は、脊椎をまっすぐに修正することです。下背部を正常状態で内彎にしっかりと維持することは、脊椎損傷の可能性を減らすことになります。

（コミュニケーションとチームワーク）

　現場活動ではチームワークと効果的なコミュニケーションが不可欠です。緊急場面で最大の結果を生み出すために、お互いの身体能力を最大限に活用するようにします。理想としては、傷病者や重量物を持ち上げたり、移動する際の隊員同士は、十分で同等の力があり同じ身長であることが望ましいですが、十分な力強さがあれば、それ以上に屈強な救急隊と同じくらいに安全で有効な活動ができるようになります。

また、効果的に活動するためには、チームメンバー同士のコミュニケーションだけでなく、傷病者とのコミュニケーションも重要です。ストレッチャー上で傷病者が驚いたり恐れたりして体重を移動しますと、救急隊だけでなく傷病者にも重大な二次的損傷を招きます。行動概要を事前に説明ことで傷病者の信頼が得られ、救急隊への協力を取り付けることができようになります。

（習慣と嗜好）

　リスクの高い仕事をしている者ほど、カフェインやニコチンを過度に使用する傾向があるような感がします。このような習慣が癌や心疾患のような長期間の疾患の原因となります。当然に、過度のアルコール摂取を避けます（「Ⅵ身だしなみ、２趣味、嗜好を自制する」を参照のこと）。

Ⅱ　心構え

4　ストレスに負けない

（ストレスは当然のこと）

　救急隊は医療従事者の中でも一番ストレスの多い職業だなあ、と常々思います。一般の人がまったく関わることのない身体の離断、大出血、多損傷などの凄惨な場面は、第三者によって全くコントロールされておらず、救急隊が真っ先に介入せざるを得ません。いずれの場面もストレスを引き起こす要因に満ちあふれています。しかも、そのような事案が絶え間なく発生しますので、救急隊はストレスの洪水に日々脅かされている状況にあります。

　救急隊アンケートでは「救急隊がストレスを感じる傷病者等との対応、現場の状況等」について、次のような回答がありました。

① 　医療機関を選定する際に、あの病院へは行きたくない、遠い病院なので帰ってこられない、など理不尽な主張が多い自分勝手な傷病者を扱うとき

② 　常習と称される救急要請を繰り返す傷病者を搬送することが多いが、到着すると救急隊を呼んでいない、もう直ったなど言い張るとき

③ 　相手から「救急隊かえれ！」など、無能呼ばわりされたとき

④ 　明らかに自力で通院可能な傷病者を扱うとき

⑤ 　列車への巻き込まれ事故で血まみれになっている傷病者を扱うとき

⑥ 　子供などの事故、あるいはCPAなどの扱いを自分の家族と重ねるとき

⑦ 　医療機関を選定する際に、同じことを何回も伝えた挙げ句、病院がなかなか決まらなかったり、なぜ、自分の病院で対応しなければならないのか、他にあるだろう、など医師や看護師から文句を言われたとき

　傷病者の態度、事故の様相、さらには医療機関とのやり取りなど、ストレスに満ちた状況の中で活動するのは、救急隊の宿命と言わざるを得ません。日々のストレスを上手にさばき、自らの心身を常に健全な状態に保ちながら、なおかつ、救急隊以上にストレスを抱えている傷病者等の救護にも、当たらなければならないのです。

（ストレスを解消する方法）

　これまで体験したことがない事故現場で救急隊自身が内心恐怖を覚え、無能な状態に陥り、適切な判断、行動ができない事態を招くかもしれません。むなしい言い方かもしれませんが、連続して生じてくるプレッシャーを自らうまく処理できるよう鍛錬するのです。同じ現場に同じ組織の仲間が自分と同じ境遇に置かれている、自分一人ではない、自分の仲間がいると決め

－ 45 －

込むのです。

　また、一人で抱え込まないで、ストレスの呪縛や孤立無援の状態からいち早く抜け出るためには、後方にある強固な組織の援助を求めます。消防の最も誇れる点は、二重にも三重にも取られている活動支援や応援隊の出場等、組織的な活動体制です。いざというときには、いち早く体制の中に取り入れられるような方策を講ずることが大事です。

　救急隊は傷病者の身体的な障害だけでなく、最もコントロールが難しい発生直後の感情的な面もケアしなければなりませんが、あまりにも深く介入し過ぎると巻き添えをくい、応急処置を適正に実施できなくなるおそれがあります。それには、いかなる時でも、救急隊の行動をきちんと説明し、確固とした信念のもとに実施していることをはっきりと示してやり、相手に同情して様々な心配や思いやりをかけることと感情的な問題への対処・介入とのバランスを保つようにします。

　感情的な反応、ストレスや他人の苦しみに、適切に反応するセルフコントロールは、身体的、精神的な困難を伴う救急症例を多く経験していくなかで、悲しみなどの同情を伴う事案には献身的に行動する、あるいは恐怖を伴う事案にはおそれずに積極的に行動しなければならないという、プロフェッショナル意識を意図的に発揚することで高まります。

　同じように救急隊アンケートから、「ストレスを感じたときの解消法」をみてみます。

① 　勤務が明けたに日には、映画やカラオケなどを楽しんだり、家事の手伝い、子どもと遊んで、できるだけ仕事を忘れるようにする。

② 　待機場所へ戻る車の中で、同じような境遇を体験した仲間と話し、ストレスを感じているのは自分だけではないということを確認する。

③ 　仕事だから我慢する。

④ 　家内に愚痴を聞いてもらう。

　回答では②が圧倒的に多くありました。同じ経験をしている同僚と打ち明けて話すことが、問題解決の糸口になるのを経験的に体得しています。どのような障害要因があって活動基準どおりにできなかったのか、その原因は客観的に判断して他人が同じように認めるものなのか、あるいは、現有する資器材や能力以上のことを要求されるような場面ではなかったかなど、色々な角度から検討することでベストな解決法が導き出されてくるはずです。大事なのは、初めから全てを個人の責任に帰するのではなく、まずは現場の状況や全体的な基準に照らし合わせ客観的に判断し、当事者がどうであったかを評価することです。

（組織的なストレス対策を活用する）

　さらには、慢性のストレス障害を早期に認識することが非常に重要で、持続、潜在する問題に手を付けないで放置しますと、さらに悪化し解決するのがより困難になります。

　惨事ストレス[※1]に対するデブリーフィング[※2]の手法は、感覚の抑圧、落ち込みを処理する

ために導入されたものです。自分の感覚、感情を他人に話すことを決して恥ずべきことではありません。感情面の障害を修復、回復させるのに役立せるためにも、積極的にこの手法を用いてほしいものです。

　2003年、総務省消防庁では、精神科医、臨床心理士等による「緊急時のメンタルサポートチーム」を創設し、大規模な災害救助活動で多数の死傷者の救出活動を行った場合などには、要請先の消防本部に赴き、職員を対象とした精神的ショックやストレスの緩和を目的としたグループミーティングや、その結果に基づき消防本部への助言等の活動を行っています。

　ストレス・マネージメントで最も重要なのは、ストレス要因の多い業務に従事していることを自ら強く認識し、特異な事案等を扱った際には、自らが積極的にストレスを解消する強い意志を持つのです。

　「ストレスから逃げない、ためない」、これが基本です。

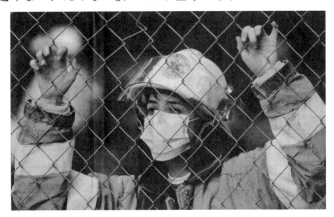

※1 惨事ストレス
　惨事ストレス、または心的外傷後ストレス障害（PTSD；Post Traumatic Stress Disorder）は、災害や救急事故で活動した人が職務を果たせなかったと自分を責めたり、精神的不安定による不安、不眠やフラッシュバック（事故の追体験）などを引き起こしたりするストレス反応

※2 デブリーフィング
　惨事ストレスによる影響が大きい事案に従事し、災害直後に中小隊長を中心に小隊単位で実施されるミーティング技法です。デフュージング（Defusing；不安や緊張を取り除くこと）を通して更なるケアが必要と認められた場合などに、デブリーフィング（Debriefing；特定の任務の終わった人から報告を受けること）が実施されます。

　デブリーフィングは、いくつかの段階を踏みながら進めます。まず目的やルールの説明を行う導入段階を経て、事実の確認や思考と感情の開示を行う段階があり、事実確認とは「どのような活動をしたのか」など体験した事実を話すことです。

　また、思考と感情の開示とは「何を考え、感じたのか」など自分の思考や感情について話すことです。いずれも、ありのままに話をしてもらうことが重要となり、話したくない人に話を

することを無理強いされることはありません。そのためにも、進行役はデブリーフィングを実施する際の導入として、守秘の徹底や他人の発言に対し批判をしないといったルールの説明を必ず行い、参加者が話をしやすい安心感の持てる雰囲気作りに努めます。

　以上の段階を経て、自らの心理状態についての確認を行います。ここで、参加者は自らが抱えるストレス反応や症状を表出し、また同じ災害現場での体験を通して他者が抱える反応を共有していくことになります。

　この段階を通して、進行役は参加者が持つストレス反応が自分だけのものでなく、誰にでも起こりうる自然のものとして受け入れてもらうような働きかけを行い、ストレス反応に対する適切な対処方法について取り上げます。ここで、簡単に行えるリラクセーション方法やいざという時の組織内外の相談先が紹介されます。

Ⅱ 心 構 え

5 倫理観を持つ

　倫理とは、専門職業集団が社会活動を行う上で守らなければならない、あるいは実践すべき基準で、正と悪（善を行い悪を行わない）、道徳的な義務、理想とする行動基本です。分かりやすく言いますと、社会生活の営みの中で他人の迷惑にならないよう最低限のルールを守り、さらに個人として、あるいは社会との関わりにおいて、どうあるべきかを各自が身に付けなければならない資質です。

　紀元前4世紀に医学の父であるヒポクラテスによって作られた「ヒポクラテスの誓い※」の誓詞があり、これが現代の医療倫理の根幹としていまだに継承され、健康管理の思想として世界中で受け入れられています。これには知識を与えること、医術を行うこと、平等に対応すること、秘密を守ること、尊敬の念を得ることが含まれています。

　米国では「救急隊の倫理綱領」が公表されています。明文化、可視化することは、社会への誓い、社会との契約でもあります。自らの価値観としてしっかりと内面化し、規範に基づく行動の専門性、法的・道徳的な責任を常に考慮に入れた態度・礼儀が取れるようで、なければなりません。我が国では救急隊独自の倫理綱領が出来上がっていませんが、米国のものを参照にしながら考えてみます。

（誠実）
● 　傷病者だけでなく地域の人々は、救急隊は押しなべて誠実であると当然のように思っています。救急活動中は、家や自動車の中にある個人の所有物に責任を持つことが多く、その所在に疑いをもたれるようなことが、あってはなりません。何よりも正直、誠実でなければなりません。不正直、不誠実は、いとも簡単に相手からの尊敬を失うものです。さらに、医師の指示のもとに行動する際に、いちばんよい処置を行うことが期待されています。

（責務、使命）
● 　救急隊の最大の責任は、病院前救護のプロフェッショナルとして傷病者の生命を守り、苦しみを軽減し、健康を増進することです。住民に対し誠実にベストな処置を行い、献身的に奉仕します。
● 　救急隊は、プロフェッショナルとして人々に信用をもたらす倫理規範をしっかりと守り、法的に許されていない処置、明らかに危害を及ぼすような非倫理的な行為を絶対行いません。
● 　救急隊は、プロフェッショナルとして習得した知識や技術を、常に人々の利益、幸福を図るためにのみ用います。

（社会性）
● 　救急隊といえども地域社会での一市民ですから、まずは、一市民としての義務を果たし、社会的なルールを理解し、遵守することを大前提にします。

－ 49 －

（守秘義務の遵守）
- 救急隊は、任務を遂行する際に得られた情報について、公にすることを認められたもの以外は、情報の秘密をしっかりと保持します。

（人権の尊厳）
- 救急隊は、常に個人の尊厳に敬意を払い、国籍、人種、身上、皮膚の色、地位にかかわらず、人々のニーズに基づきサービスを提供します。

（自己啓発）
- 誰かに指導・監督されなくても、自らを動機付け、全ての業務や役割を遂行するための改善に向けた努力をします。
- 救急隊は、最低限のこととして教育で習得した知識・技術を維持するとともに、さらに切磋琢磨、自己啓発により傷病者のためになるよう能力を向上させます。
- 救急隊の実践に関わる法令を知り、それをしっかりと守ります。また、救急医療体制等に関連する法令に熟知し、これらが救急隊にどのような作用を及ぼすかについて学習します。

（協働）
- プロフェッショナルとして人々の健康ニーズに応えるための努力をし、救急の職能を独自に行うだけでなく、他の市民や保健医療従事者と協働で作業する特別な責任を有します。
- 救急医療体制での救急隊の位置付けを認識し、看護師、医師、他の医療チームのメンバーと協調して働き、信頼関係を維持します。

（尊敬）
- 他人を尊敬することは、心から敬意・配慮を表すとともに、傷病者等の抱く感情を理解することです。傷病者は身体への突然の変化に、否定、驚愕（きょうがく）等の情緒的反応が現われますが、これらを正しく理解して、高圧的、事務的な対応にならないようにします。
- 傷病者等の感情にも配意して、救護していることを示し親切でなければなりません。たまには暴言を吐いたり、善良で弱々しく見える傷病者がいますが、彼らに対してぼろくそに言ったり、人格を傷付けるような言葉を避けることが尊敬を表すことになります。卑猥、口汚い、いかがわしい言葉は認められず、傷病者を遠ざけてしまいます。

（傷病者の擁護者）
- 救急隊は傷病者の代弁者であります。自ら医療機関へ行けない傷病者を適切な医療機関へ搬送する、身体に発生した障害を自ら排除できない傷病者を保護、介助する、このような自らの不能・不遇を完全に救急隊に委ねているのです。常に彼らを守り、彼らが一番興味のあること、望んでいることをするのが救急隊の役割・責任です。

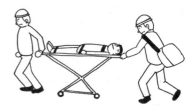

活動中に周囲からひどい口調で対応を罵られる、死亡判断の確証が持てずに医療機関へ搬送

Ⅱ　心構え

する、胸部損傷等で胸部の形状が失われたCPA（心臓、呼吸の機能が停止している状態）の傷病者に胸骨圧迫を実施するなど、自分の行為、判断は正しいのか、間違っているのか、倫理的なジレンマに直面する場面も出てきます。このような時にはいつでも、「傷病者にとって一番よいことは、傷病者が今一番関心を示しているものは何か」と胸の内に問うてみることです。

一例を示してみます。

"CPAの傷病者に自分として、どのような関わりをすることができたの？"

⇒　気管挿管と薬剤投与も行い、時間管理も今まで以上にスムーズにできた。訓練の成果を十二分に発揮し、家族に対する情緒的なサポートもしっかりとできた。

このように自らが抱く疑問点に対しては、極めて単純な価値判断を置いて解決するようにします。これは驕りでもうぬぼれでもなく、言うならば傷病者救護に対する揺るぎない信念であり、逆境に置かれたときの自己防御メカニズムなのです。傷病者等の反応は、必ずしも救急隊が期待していたものでは、ないかもしれませんが、現場や搬送中に大きなサポートをしており、重要な役割を果たしていることは確かなのです。

※ヒポクラテスの誓い

紀元前5世紀に生まれたギリシャの医師で医学の父と称されるヒポクラテスが、医師の倫理・任務などについて宣誓したもの。現代の医療倫理の根幹を成す患者の生命・健康保護の思想、患者のプライバシー保護のほか、専門家としての尊厳の保持などが謳われています。

6 生命を守る

（生命を預かる）

　"職業には上も下もない"と言われますが、職業に対する住民の羨望や社会的な評価、期待は様々です。職業に対する国民の評価をみますと、とりわけ消防は極めて高い位置にランク付けされています。その高さは何に由来しているのでしょうか。

　堅苦しい定義を持ち出すと、消防法の初めに「（略）、国民の生命、身体及び財産を火災から保護するとともに、（略）、災害等による傷病者の搬送を適切に行い、もって安寧秩序を保持し、社会公共の福祉の増進に資することを目的とする」という、究極的な目的を実現することを明らかにした条文があります。警察、弁護士、一般の公務員なども同様の目的を掲げてあり、それでもって評価が決まるわけでもありませんが、おそらく日常生活における地域社会、人々との関わり方、マスコミでの報道等、実態的な面からの評価だと思います。

　救急隊も医師と同様の理念を持ち、ケガや病気をした人の生命を守る職業ですが、対象へのアプローチ法が全く異なります。救急隊は要請に基づき、自力で医療機関の受診ができないケガや病気をした人のもとへ赴きます。一方、医師の場合は相手が来るのを待つといった具合に、救急とは全く正反対な対応様式です。傷病そのものに対しても、温存、悪化防止の観点から対応する救急隊に対し、医師は積極的な改善、根治的な治療を基本にします。

　また、現場での活動が制約されたり、業務内容が限定されているだけに、傷病者の扱いが局所的、対症的にならざるを得ません。言うまでもありませんが、このことはケガや病気だけに注目して、その人の生活や感情面を無視し、人格を有する人として見ないというわけではありません。

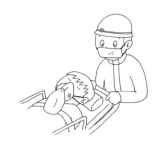

（生命の危機を回避する）

　要請がありますと、24時間、いつでも、どこにでも、だれにでも対応しなければならないのも特徴の一つですが、現場に到着してから医療機関に搬送するまでの間、傷病者の生命に影響を与える要因も数多く存在します。機械の挟まれによる脱出不能、傷病者の暴れ、二次的災害の危険性、障害物の存在でもって傷病者に接近することができない場合（直接的阻害）、あるいは医療機関までの搬送時間がかかる場合（間接的阻害）が要因として挙げられます（ここでは、生来の生命力は除きます。）。

　ケガや病気によって、その人の生命力は時間とともに低下への経過を辿ります。その進行を少しでも食い止めるために応急処置を行い、迅速に医療機関へ搬送しますが、救急活動の内実は、このような生命に影響を与える直接的・間接的阻害要因との厳しい戦いでもあり、積極的

図7 生命ポテンシャルの修復過程

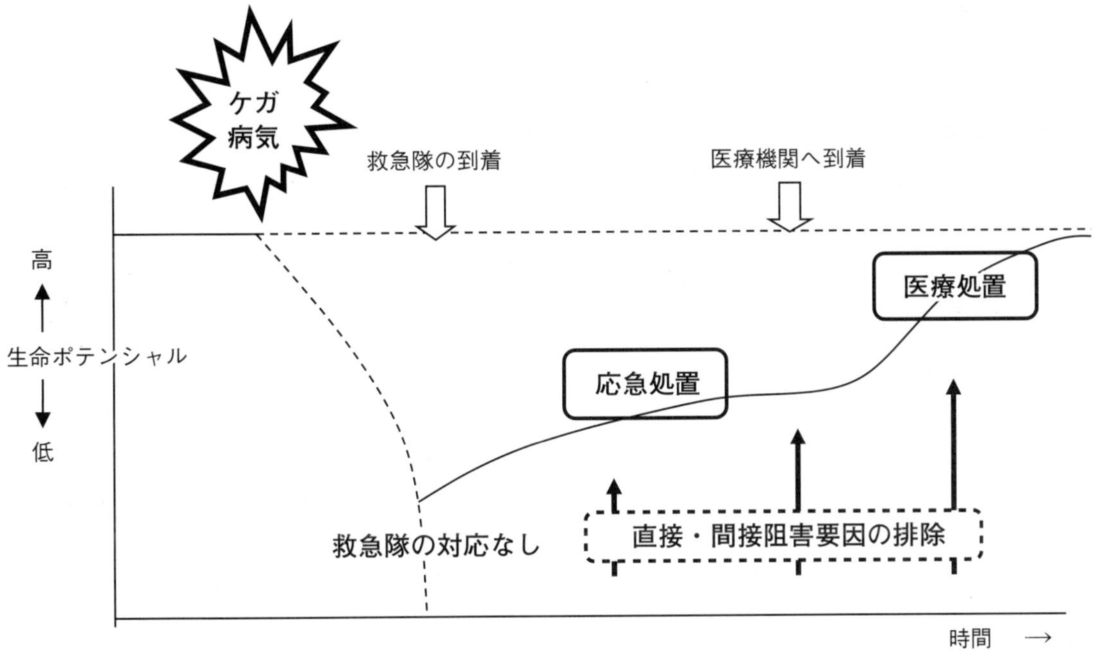

ケガ
病気

救急隊の到着　　　医療機関へ到着

高
↑
生命ポテンシャル
↓
低

医療処置

応急処置

救急隊の対応なし

直接・間接阻害要因の排除

時間　→

に排除しながら傷病者に対応しているのです。

　応急処置を施すことにより生命力の急激な低下を防止でき、さらには医療処置により原状回復の過程へと、その修復が加速されることになります。**図7**で示すように救急隊と医師の介入とでは、傷病者の生命力への到達度が当然に異なってきます。

　死は避けることはできませんが、不慮の事故、突然降りかかった病気は予測してないだけに、当の本人や家族にとっては、すぐには受け入れ難いものです。現場に到着した救急隊は、傷病者が生命の危機から脱する、不具、不治などの身体的機能の障害を残さないために、高度な処置のできる医療施設にいち早く搬送することを期待されています。

　本人、家族の痛切な思いを 慮 りながら、救急隊は持てる技量を傷病者の救護に向けて精一杯発揮しなければなりません。公衆の面前で厳格な統制のもと、てきぱきと対応する、お年よりの連れが相方の身を案じているなかで両者に適切に対応する、独居の高齢者にもわけ隔てなく適切に対応する、このようなことをたったの３名でこなすのは、社会活動の中では極めて特異なことかもしれません。

　病院前救護は「pre」から「in」への連続過程にあり、傷病者の生命を医師につなぐために、しっかりと "手を当てている" のです。人の生命を守る上で様々な制約がありますが、救急隊は住民の日常生活に密接に関わりのある行政サービスを行っており、高い社会的評価を得ている理由が納得できるかと思います。

7 気を配る

（傷病者を擁護する）

　傷病者を理解する、いわゆる相手の立場に立って苦しみや不安を共感するとともに、彼らに悪影響を及ぼす外的要因を避けたり、自己の気持ちを表明できない傷病者の代弁者としての役割が求められます。救急業務は傷病者を医療機関に搬送するのが主ですが、自らの身を適切に処することのできない傷病者に代わって救急隊が気を利かす、当然に傷病者の利益にかなった方法で行います。

　事案の概要や搬送先医療機関を勤め先の主人に連絡する、現場を出発する際に家の中に火の気がないか、あれこれと思いをめぐらせながら、合理的と思えることについては、傷病者の立場をそんたくしながら行います。もちろん、そのよう行為をする際には、秘密を忠実に守ります。

（手を貸す）

　人との対応の際、あまりにも形式的な行動に捉われ過ぎますと、かえって細やかな気配りに欠ける傾向になりかねませんが、両者は決して相反するものではありません。気配りは形式的な行動の間隙を埋める潤滑剤の役目をします。

　傷病者の苦痛を分かってあげる、気持ちを察してあげるなど、救急活動は気配りの連続なのです。呼吸が苦しそうな人の襟元の硬いボタンを外し、ベルト、ネクタイを緩めます。胸元に当たる固定ベルトの接続部の下にタオルを重ねる、スカートの乱れを整える、両下腿をそろえる、毛布の大きな縒れが背中に苦痛を与えますので、まっすぐに伸ばしてやります。さらには傷病者の手足がストレッチャーからはみ出していないか、移動に伴って固定ベルトが緩んでいないか、傷病者の症状に変化をきたしていないかなど、ストレッチャーに乗せる場面だけを捉えてみても配慮すべき点が数多くあります。細かな気配りが、物言わぬ傷病者に対し敬意を表すことになります。

　傷病者の権利を保護しなければならない大きな責任も出てきます。救急隊が到着するまでは傷病者はなす術もなく、一般に自らのプライバシーは野ざらしのままで、好奇心旺盛なバイスタンダーが傍若無人に携帯のカメラを向けるということも起こりかねません。衆人環視の前で上着のボタンを外される、雨天、寒冷、熱射などの異常な環境に曝されることは、いっときも耐えられたものではありません。差恥心・不快感を与えない、プライバシーを守る、これらは何も救護を要する傷病者に置き換えずとも、同様な場面に立たされた"あなた"がどのような感覚・感情を抱くか、ちょっと気を巡らすだけで十分に対応できるはずです。

　ある事例を紹介します。狭いで階段では、軽量、簡易な徒手搬送用のサブストレッチャーを

－ 54 －

Ⅱ 心構え

使用しますが、人手による搬送ですので、隊員の動きに合わせてかなりの動揺を生じます。当然に身体はベルトでしっかりと固定されてはいますが、それでも傷病者は不安になりサブストレッチャーの横枠を必死に握っているのです。救急隊は、それに気付かずメインストレッチャー（脚部に滑車の付いたもので長距離搬送に適し、救急自動車への乗降の際に使用し車内の架台に固定します。）に載せたために、予め立ててあったメインストレッチャーの側枠との間に傷病者の手を挟んでしまいました。これは手順のミスもありますが、傷病者への気配りが十分でなく、不安定なストレッチャーに載せられる人の気持ちを読み取っていないのです。

（傷病者を体験する）

　傷病者は、持ち上げられて、約50センチメートル幅の狭いストレッチャーに横にさせられ、ベルトをかけられ、上げ下ろしされ、曳行され、救急車に入れられ、……、……と、めまぐるしく"動かされ"不安感は募る一方です。最も特異な点は、ストレッチャーに横たわった状態で救急車に乗せられることです。おそらく走行車両の中で横になるという体験がなく、不安・緊張は極度に達しています。しかも急ブレーキ、急発進、急カーブ、凸凹路面と、声に出せない傷病者は我慢を強いられているかの様相をしているのです。

　傷病者になり代わり、自ら体験している救急隊員が果たして何人いるでしょうか。実際の感情移入により傷病者の痛み、苦しみなどを実際に理解することはできませんが、少なくとも傷病者との関わりの中で、相手の立場に立って物事を捉え相手の気持ちを理解することが、傷病者の不安解消や予想だにしない事故防止に役立つのです。

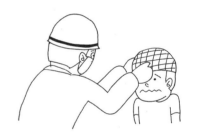

　様々な場面において相手の気持ちを十分に思いやる細やかな気配りにはどのようなものがあるのか、それを知るには傷病者になり代わって自己体験をすることが最も効果的です。

（傷病者に施す）

　傷病者の身体に触れる際には、まずは一声かけてから行動に移すように心がけて欲しいものです。脈拍を確認する際に、いきなり傷病者の襟元（頸部）に手を当てることがありますが、この部位を他人に触れられることは、日常的にはめったに経験しません。これを何の説明もなしにやられますと、傷病者は直接言葉で言い表せない羞恥心、嫌悪感で一杯になります。

　さらには、仰向けになった傷病者の頸動脈に触れるような場合、座っているがわの部位に軽く手を当てる細やかな配慮も大切です。傷病者は首の前面から反対側に手をやられると威圧感、恐怖感を覚え、仮に気管損傷があると呼吸運動を妨げてしまいます。

　訓練でよく見かけますが、心臓マッサージをしている額から大粒の汗が滝のごとく訓練人形の胸元に落ちてくるのが、はっきりと見て取れます。はた目には甲斐甲斐しく映るかもしれませんが、これが少しでも不快感を与えるようだと、せっかくの懸命な行為も汗のように流れて

しまいかねません。他の隊員が汗を拭きとってやる、汗を受け止めるために胸元にタオルを置くなど、ちょっとした心配りがあればなあと思います。このようにお互いが気付き合うことによって、チームが美しく見えてきます。

　前にも話しましたが、特に公衆の面前で仰臥位になっている女性に対しては、タオル等で胸元を覆ってから観察を始める、裾や襟元が乱れていたら直してあげる、両脚をそろえてあげるなどの細やかさも欠かせません。これらは、他人から評価されるものでもなく、行動要領として特別にマニュアル化しようもありませんが、隊員のいずれかの目配り、気配りで十分にカバーできます。

　思っていることも十分に言えず、苦痛に耐え不安感で一杯ではないか、との気持ちが頭を掠めたときには、今まで以上に傷病者の方に目を向けるよう心がけてみてください。

8 感性を研ぐ

（五感で向き合う）

　医療機関では患者を監視するのに高度なモニター等の機器に頼らざるを得なくなりましたが、それでも患者を診察する際の鉄則である、まずは五感を通して患者の全体像を捉えることを決してないがしろにはしていません。また、患者にとって最も身近な存在である看護師の「看」は「手」と「目」からなり、五感の大切さを表しています。

　傷病者から発せられる情報は多様性を有するがゆえ、物事をしっかり捉えるには五感が基本になります。しかも、対象物から発せられる種々の情報を単に受け入れるだけでなく、どのように向き合って、どのような情報を求めないといけないのか、対象物への能動的な働きかけが重要になります。

　庭先に咲いたバラの花を見て、単に赤いきれいな花が今春も咲いたなあと思う人がいるでしょうし、あるいは近づいてワインレッドの情熱的な色に見入り、花言葉に思いを馳せる人、顔を近づけて臭いを嗅ぎ悦に入る人、手に触れて花弁のやわらかな感触を一枚ずつ楽しみながらベルベットになぞらえる人と（花弁を口にして味を確かめようとする人はいないと思いますが）、それぞれの五感を駆使して目の前の対象物を懸命に捉えようとします。

　ある新聞の科学者の原点（東京海洋大学　岡本信明）のコラムの記載内容を紹介します。「目で見えるものが見えなくては、目で見えないものは見えないぞ」、これは観察の内容を色々と質問され、質問項目を気に止めたことがありません、と回答した研修生に対する先生の言葉です。このことは現場で起こっている事実を軽視しており、科学者のあるべき姿と自分を貫く大切さを教わったと筆者は述べています。

　これを救急隊の観察にも当てはめてみるのです。救急現場で傷病者を前にし、自分の感覚で傷病者をどのように表現できるかが、救急隊に最も求められる観察能力です。まさに救急隊の観察とは、傷病者に直接向き合い、声なきものを聴く（じっくり聴く）、見えないものを診る（じっくり診る）、それがどういう状態であるかを観察者が強く意識して、ありのままに把握し、さらに能動的な行動を起こすきっかけになるのです。

　そのためには対象物を漠然と見るのではなく、対象物が発するシグナルを内面から捉えて、さらに意義付けることが重要で、何を診るか、何を聴くか、どのように触れたか、というように救急隊が主体的かつ意図的に行う対象物への積極的なアプローチと正確な把握が行われなければなりません。

　特に芸術品を鑑賞する際には、じっくり見入りますが、これは視覚だけでなく、いずれかの五感で意図的に捉えようとしているので

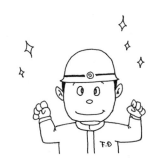

す。人々の悩みや苦しみを打ち出す魂を、心を込めて一彫り一刻、刻み出していく仏像から作り手の内面を読み取ることは、かなりの精神的な働きかけです。筆者のような素人が作り手の魂に到着するのは到底及ぶべくもありませんが、皆さん、あえて意図して試してみてはどうでしょうか。回りくどい言い回しになりましたが、目の前に置かれた鉛筆、茶碗など、なんでも結構です。自分なりにじっくりと観察し、五感によって表現してみるのも一つの手だと思います。

（気付く、そして問う）

丁度、3～4歳の幼児は、周囲の見るもの聞くもの全てに疑問を持ち、しきりに「何？」「どうして？」を連発します。私も孫の大輝に、質問攻めにあって回答に苦慮することがしばしばありました。「蟻さんは何で地面の中に入っていくの？」…「蟻さんのお家になっているんだよ」。「寝るところはあるの？」「ご飯はどこで食べるの？」「トイレはあるの？」「……？」

一回答えると矢継ぎ早に尋ねてきます。しまいには「トイレがないと大輝もウンチができないでしょう、分かった」と回答にもならない説明、いわゆる"こじつけ"で無理やり納得させて質問から逃れようとします。本来なら子供向けの生物図鑑を買い与えて一緒に調べる、あるいは飼育用ケースに入れてじっくり観察させるとか、興味が失せないうちに体験的な学習過程へと導いてやりますと、それこそ模範的なおじいちゃんなんでしょうが。

未知の事象に対する知識を得るために質問者は必死です。物事の本質を捉える、まさに純粋無垢な気持ちで対象物に向き合い、絶えず問いかけることです。成長するにつれ、目の前にあるもの全てを経験や既成の概念で捉えてしまうと、新たな疑問も湧かず、当たり前なこととして自身自身で納得してしまいます。

「腹部打撲で腹痛を生じるのは当然である」と直観的、表面的に捉えてしまうと、その人の思考過程は、これ以上の展開・発展が望めなくなります。知ることに、もっともっと貪欲になり、腹痛を起こしている根源を探り当てようとする意欲がなければ、その後の正確な行動へと移せなくなるのです。

特に傷病者が自分の痛みを訴えることができない場合、直接には見えない身体内部に起きている、あるいは起こるであろう変化を事故の原因や現れた症状から読み取る、離れ業にも似た透視力、洞察力が求められます。受傷形態から受傷部位を推測するという積極性な働きかけが必要です。それには、目の前にいる傷病者の事実をしっかりとつかみ取ることが大事です。傷病者がなぜ苦しんでいるのか、何を救急隊に求めているのかを常に意識しますと、わずかな変化も見落とさず確実に読み取ることができます。対象者の発する言動から、「おや、なぜだろう」と意識して感じ取ろうとする感性が大切なのです。このような好奇心を伴った反応を絶やさず、意味付けする過程を経ることで考え方も養われます。

感性は目的にそって絶えず働かさなければなりません。研ぎ澄まされた感性は、相手の感情や心、さらには見えない身体内部の変化を捉えるために、自分自身に染み込ませて、おかなければならない資質なのです。

9 慢心を捨てる

（エンブレムが一人歩きをしていませんか）

　平成3年に救急救命士制度ができ、やっとのことで、わが国にも病院前救護（プレホスピタルケア）の黎明期の到来です。処置内容の変遷によって、救急隊が救急救命士の資格者とそれ以外の者で構成されるようになりました。制服に貼ってある"救急救命士"のエンブレム、あるいは背中の文字は、気管挿管、薬剤投与ができ、高度技術の習得を目指して他人より懸命に努力したことへの証しかもしれません。しかしエンブレムだけが一人歩きしているような印象を、たまに受けます。しかも、傷病者や家族だけでなく、医師にさえも自分の能力の高さを誇示しているかのような……。

　その人は、もはや技術崇拝の呪縛にとらわれてしまったのでしょうか。同じCPAの傷病者であっても、救急現場と救急現場から搬入され医療機関の手術台に横たわって医療が施される状況とでは大いに異なります。医師であれば、わが国トップレベルの技術を有すると自負できるかもしれませんが。

　応急処置は修練を積まないとなかなか実施が難しく、また、人体へ適用するだけに技術的に、きちんとやれるようになることが重要で、その技術習得に躍起になるのは、当然に理解できます。最近では、ある科目についての標準化コースが任意団体により設けられており、それが再教育等、組織的な教育カリキュラムの一環として取り入れられています。医師からも技術的な評価が得られ協力関係を強固にするきっかけにもなっていますが、訓練等を見ると、あまりにもお作法的に手順を覚えるのに拘泥し過ぎている印象を強く受けます。

　現場で傷病者を救護する救急隊には、救命する、あるいは重症化への進行を抑えるために、傷病者の症状に応じた必要な応急処置を判断し、一刻も早く実施できる能力が求められます。しかし、救急救命士が行う高度な気管挿管等は救命にとっては必要ですが十分とはなり得ず、大切なのは、これを現場、傷病者の状況に応じて判断することです。急病と外傷、屋内と屋外の別、医療機関到着までの時間、症状経過時間など、処置判断の前提となる要素が多く存在し、しかも不確実な救急現場の特性を踏まえて判断しなければなりません。ある意味では処置そのものより高度な能力を要するかもしれません。

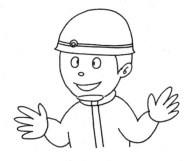

　救急のプロフェッショナルであるためには、当然に自分の能力を高める努力を続けなければなりません。能力の開発、自己研鑽には、利潤を追求する一般企業に求められるような費用対効果の原理は通用しませんが、目的を達成するためには、手間と費用を惜しまないで大いに自己投資をすべきです。学会等への参加、専門誌の購読、日々の訓練など、自己研鑽の機会には

事欠きません。常に学んでいく姿勢を持ち、他人より多くの知識を習得できるのは、非常に素晴らしいことです。慢心を外にひけらかすのではなく、自分を高めるために内に秘めるものがあるからこそ、高度な技術を保持する者が輝いて見えるのです。

（技術は何のためにあるの）

今となっては無罪放免をお願いするところですが、筆者の大学病院の委託研修当初、救急隊員の誰もがまだ習得してない気管挿管や静脈路確保の手技を一刻も早く覚えたいとの一心にもかかわらず、なかなか体験する機会が与えられませんでした。かなりの焦りを覚えていましたが、指導に当たる先生に「気管挿管は病院の掃除に来ているおばさんたちにだってできる、目が見えるなら誰でもできる」と言われたのです（決して彼女たちを卑下しているのではなく、医学的知識・技術を習得していない身近な人を例えて）。まさに技術を単なる手法として捉えるのではなく、傷病者の立場に立った視点をしっかり据えて、突き詰めなければならないという思いにさせられました。

分かりきったようで難しい、「何のためにこの手技があるのか？」→（絶対的な優位性があるのか、代替性はないのか、迅速搬送に影響を及ぼすのか）、「何故、傷病者がこれを必要としているのか？」→（傷病者の機能回復に効果をもたらすのか、かえって不利益にならないか）など、価値基準を常に求めていく姿勢が大切なのです。

勢いよく出血している傷口に救急隊の手でおもむろにガーゼを当てます。これは、早く助けてくれという傷病者の叫びと命を守らなければならない救急隊の思いがつながった瞬間です。このように、傷病者から伝えようとするものが肌で実感できた頃が懐かしくさえ思われます（筆者の述懐に過ぎませんが）。

気管挿管や薬剤投与等の実施が認められた救急救命士が誕生し、できる者とできない者との技術格差が二重にも三重にも生じてくるにつれて、このような本質的なことが忘れられているような気がしてなりません。処置技術や言動の形式、絶対性だけに固執すると、技術そのものは必ずしなければならないもの、必ず成功しなければならないものになってしまいます。「心が技術を上回ったときに人は感動する」という言葉を肝に銘じておきたいものです。

床上で静脈路確保、気管挿管をやる、大げさな表現かもしれませんが、3次元空間での行為です。何回も繰り返すように救急現場は、処置を施す上で極めて特異な状況です。このような状況で武者ぶるいして自己本位の思考だけを働かせますと、仮に失敗したときの落胆は計り知れません。技術は盲目なのです。

他人に評価されているとの錯覚に陥り、時には本人を慢心に陥れかねない技術は、現場の状況や論理的な基準に照らし合わせて、できるだけ客観的に判断しなければなりません。どのような阻害要因があって活動基準に決められた通りにできなかったのか、その原因は大多数が等しく認めるものなのか、あるいは、現有する資器材や能力以上のことを要求されるような場面ではなかったか、など。

Ⅱ　心 構 え

　一部の救急隊のみに許された高度な処置技術が個人の偏狭な思いでもって現場で展開される
となりますと、似通った状況でありながら処置の内容に格段の差が生じたり、医療機関までの
到着時間や傷病者の状況に関係なく、適応、実施の判断が行われるなどの問題が起きかねませ
ん。MC体制によって現場での活動が表向きにはコントロールされていますが、恣意的と捉え
られるような判断が横行し始めると組織としての活動が成り立たなくなります。組織が社会的
な活動をするには、きちんとした理念があり、それに向かって日々邁進するのが本来の姿なの
です。

　救急業務を長年経験したなかで、全体的、核心的なことを蔑ろにして欲しくないとの思いが
今でも募って参ります。

10 社会人になる

（信頼を得る）

　一般社会では不祥事を起こしてはならない、他人に迷惑をかけてはいけない、社会生活のルールを当たり前にきちんと守ることを誰もが要求されます。消防職員は公務員としての倫理観はもとより、それぞれの消防本部の内部規程等によって、さらに厳しい規律、規範の保持が要求されます。これは社会人として守るべきことを前提にしていますが、人の財産、生命を災害等から守り社会公共の平穏と福祉に寄与する消防の使命から、さらにハードルの高い内容となっています。

　時に公務員の不祥事が新聞等で取り沙汰されます。救急隊であるがゆえに世間の注目を浴びるのは、職務内外を問わず人を傷付けるような行為です。行為そのものはいかなる人にも許されものではありませんが、特に健康に人一倍の関心を持ち、ケガや病気で衰えていく身体機能を少しでも改善の方向に持っていく任務を負う救急隊には、なおさらのことです。

　救急隊を要請する本人、家族はケガや病気の苦しみ、痛みから一刻も早く抜け出たいとの思いや傷病の発生によって生じてくる不安、そのまま不治の状態に陥る恐怖など、様々な情緒が交錯するなかで、すぐに駆け付けてくれた救急隊に自分の身を託さざるを得ません。

　あるまじき話題を一つ。酒に酔った無職男性を搬送、救急隊員が現金の入った財布を盗んだ事案が新聞に掲載されていました。目の間にある金目に目がくらむ、仮に手を出さずとも、そのような気になること自体、非常にさもしいことです。傷病者は、一体誰を信じていいのでしょうか、という気になります。

　傷病者等は、救急隊の持つ専門的な救護能力に大きな期待を寄せています。傷病者等の抱く気持ちを第一に察して対処しなければならない救急隊は、マスコミ等の批判を浴び社会的な信用を落とす行為を絶対にしてはならないのです。

（社会人としての常識を持つ）

　社会人としての要件は数限りなくありますが、それをしっかりと身に付け日常の営みの中で向上・拡大させます。平素から地域社会に溶け込んで、行事、サークルに参加し意見を交わすことは、社会人としての成長を支えてくれるものです。いまだにサイレン音を鳴らし救急隊がわが家に来るのは忍びないと思っている風潮が一部の地域に残っているように、その地域にのみまかり通っている物事の判断、価値観等を知ることも地域に根ざした救急活動を行う上で非常に役立ちます。まずは自らが地域の一員であること強く意識するのです。

　救急の本来の業務と直接関係ないことでも、一般常識として気遣いを巡らさなければならないことも、多くあります。既に死亡している、あるいは医療機関へ搬送して医師による死亡確

Ⅱ　心構え

認が行われた場面で、畏敬の念を込めて一礼してからその場を去ることは誰に教わるのでもなく、社会人としての行儀作法です。

　夏の暑い盛りの救急現場でのことです。救急隊が公園で路上生活者の社会死を判断した後、身柄を扱う警察官の様子を見ていた女性の方が、「暑いのに、わざわざブルーシートで包まなくてもよいのに」と話し、その後、救急隊を預かる私に気遣ってか、「死んでいるから」とすぐさま付け加えました。完全に死亡していると分かったら、急に扱い方が変わり粗暴になることが救急隊にもないでしょうか。機械的に処理するのではなく、霊を敬う文化に根ざした慣習を尊ぶ気持ちを救急隊である前に一人の社会人として、片時も失ってはならないのです。

　高齢の同乗者を救急車に乗り降りさせる場合に介添えをしてあげる、ちょっとしたことですが、傷病者に向けるのと同様な思いやりがあれば自然と行動になって表れます。このように救急隊の行動には、日常生活とオーバーラップしている部分もかなりあり、相手から請われようが請われますまいが、一般社会人として当然に行わなければなりません。

　救急隊は地域の住民を相手に活動しながら地域に育てられています。反対に地域の人たちの目が救急隊に向いてこそ、存在価値があるのです。地域とかい離しないためにも、物事の判断基準、自らの行動規範、他人への接し方などについて、救急隊である前に一社会人としてあるべき姿をしっかりと保持する気概めいたものが求められます。私生活に戻った途端、周囲を落胆させないよう普段から服装や言動に心がけるのです。

　過酷ともいえる勤務を終え、疲労困憊で家に着くなりバタンキュー。次の勤務に備えた休養も必要ですが、読書、音楽、スポーツなど、余暇を利用して教養を高める、食事を楽しむなど豊かな生活を送ることを欠かしてはいけません。人を知るだけでなく、世の中の出来事を知る、これが人間としての幅の広がりになり、ひいては傷病者や家族が一見しただけで、救いの神の到来を思わせるような救急のできる人に仕上がってきます。

－ 63 －

Ⅲ 技 能

1 **現場力（臨地の知）を得る**
   (1) 学習
   (2) 知識
   (3) 技術

2 **訓練をする**

3 **病院実習から学ぶ**
   (1) 現場力に向けて
   (2) 学びの姿勢

4 **救急自動車同乗実習から学ぶ**

5 **傷病者から学ぶ**

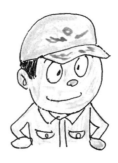

1 現場力（臨地の知）を得る

(1) 学習

(学ぶことの意義)

　社会人であるためには、それなりの能力が求められます。これを救急隊に例えますと、プロフェッショナルとしての高度な知識や技術です。この知識・技術を公共の福祉のために用いて初めて、自分の能力が活かされることになります。職業を続けていく限り能力を高めるよう自己研鑽し、また、最も望ましい社会的な運用が行えるよう、自己形成の努力を怠らぬようにしなければなりません。自己形成とは、学校教育等で得た知識、いわゆる、ある事象の持つ法則性や対応の統一性を救急現場での具体的な経験をもとに実感として獲得し、さらに個別性の強く現れる実践の場で駆使する幅広い応用力を有する自分を築き上げることです。

　学校教育は職業の土台作りと教育の中味を発展させる自己形成の過程を組織的に援助するもので、救急隊の基礎となる理論や病態等を理解する上での素養を培うことに目的が置かれます。言うならば職業教育であり、関連した知識、あるいは理論を実用化した技術の習得が前提であり、個人の職業生活が支えられるほどに知識・技術を習熟させようとするものです。

　専門職としての基礎を培う教育の一般目標には、以下のものが挙げられます。

① 救急業務の役割を支える基本的な実践力を習得します。
　a 救急業務の基本理念と救急隊としての資質を植付けます。
　b 社会に必要な職業に関する知識・技術を習得します。
② 救急医療体制下での救急隊の役割を認識し、他の医療チームとの協働のもとに救急業務の責任を果たす能力を形成します。
③ 専門職業人を志向する者として職業の意義や社会的役割を理解し、これまでの価値観に対する認識を改め、新たな職業観を身に付けるとともに、生涯に渡り主体的に自己研鑽を続ける態度を形成します。
④ 修了した時点でプロフェッショナルとして遂行できる救急業務の諸活動の理論的根拠を理解し、ある程度の実務ができるように育てます。

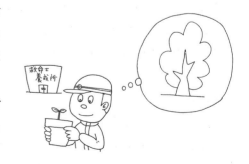

(現場に活かす本当の学び)

　最終的に、教育を効果ならしめる最善の方策は、学習による理論と現場における実践的学習との関連付けや統合により両者を相高めていくことです。この手法として救急自動車での同乗

実習や病院実習があります。

　これは現場や医療施設で学生のうちから救急の対象である傷病者と直接関わり、学校教育で習得した理論、技能を適用する過程で理解と実践力及び既習内容が強化され、自分の確かな知識として蓄積、固定化を図ることによって、教育目標を効果的に達成することを意図しています。このように教育の場で習得した知識・技術は、現場に適用できて初めて有効性がもたらされます。

　救急隊の養成課程は、基礎科目や病態別科目、さらには実習とかなりハードで、記憶の限界に挑むかのごとく、明けても暮れても詰め込み“作業”の連続です。本来なら様々な病態を彼らの前に呈示して、それを説明するというやり方が理想ですが、土台、学校教育ではかなわないことは分かりきっていますので、学生には、それこそ死に物狂いでできるだけ多くの知識を吸収せよ、と叱咤しています。（死ぬか生きるかの傷病者を相手に救急隊の教育が、単に知識・技術の詰め込み“作業”でよいのか、その功罪については問われてしかるべきですが。）

　現場に出て初めて、知識と実践が一致するようになります。それにはドラえもんのポケットのように即座に引き出せるよう知識を一杯詰めておかないことには、どうしようもないのです。これがベースにありますと、これまでに経験していない事例に遭遇した場合でも、新たな知見を自分なりに作れるようになるのです。

　気道確保要領を例えてみます。意識が低下すると舌根沈下によって気道閉塞を起こす、これを解除するためには下顎挙上、頭部後屈顎先挙上（水平位にした状態で下顎を垂直方向に持ち上げますと、同時に舌根が引き上げられ、咽・喉頭部の閉塞が解除される。）等の処置要領を知識として学びます。実技では顎への手の当てる位置、上げる手の方向、加える力加減等を実際に試してみて、一番抵抗なく空気の入る要領を体得します。このように知識と手技が一致する、すなわち傷病者に適用できる要領を習得して初めて気道確保を学んだことになるのです。

　知識を一つずつ実践と照らし合わせて実証を得る、この繰り返しの過程が大切なのです。教育とは実践の場で知識や技術をどのように活かしていくかを教えることです。具体的には正しい知識・技術を持つこと、対象となるものをきちんと認識できること、知識・技術の適用ができること（実践）ですが、教育で得た知識・技術が“対象の認識→実践”という具合にスムーズに移行されませんと、いわゆる頭でっかちの無用の長物に終わってしまうのです。

（学び続ける）

　職場で十分な職責を果たす救急隊になるためには、さらに修了後の教育や継続的な学びが不可欠です。知識吸収の場として学会、病院研修、医師を交えた事例検討会、機関誌購読など、挙げるときりがありません。学会等での医師や救急隊との情報交換は、新たな知見を得る格好の機会です。

　病院前救護のエースとして平成３年に我が国で導入された救急救命士は、一般の救急隊員に比べてより高度な応急処置ができ、医師や看護師と同様に国家資格の取得によって、その身分

Ⅲ　技　　能

が与えられたものです。資格試験制度の利点は資格を取るために一生懸命に勉強し、多くの知識・技術を吸収できますが、これを実際に活かせるかどうかにお構いなく、どうしても覚えることに終始する傾向に陥ります。それに試験に合格するまでは真剣に"勉強"しますが、一旦合格してしまうと、安心して向上心が急激に萎えてしまう人がなきにしもあらずなのです。試験合格は目標にはできますが、目的ではありません。専門分野の知識が資格試験の時点で一定レベルに達したことを保証するだけです。

　学校教育も同様です。一応の知識・技術を身に付けただけで、すぐさま現場での素晴らしい働き手になったのではありません。学校教育の修了時点での目標は、生涯に渡り専門職を志向するものとして基礎力を身に付けさせることであり、あくまでも職業人としての過程において出発点に立つことができたに過ぎないのです。数年経ると資格のある人の間にも、大きな能力の差が現れてきます。それは学校教育で覚え込んだ知識・技術を土台に救急の実践を通してさらに学び、両者の統合を図る努力をしたかどうかで、仕事の内容に格段の差が生じているのです。

　「医療や看護の仕事は、人間－一人ひとり－との関わりを持つ仕事です。学校を卒業したら医師や看護師になるというよりは、患者と呼ばれる人との関わりを通して、"だんだんに"医師や看護師になっていくのです。」

　救急隊もしかり。"だんだん"なのです。

(2)　知識

（求められる知識）

　日々の活動を行う上で業務に関連した知識・技術が幅広く、かつ高度であることが望ましいのは言うまでもありません。しかし、同職種にある医師と救急隊を比較してみますと、救急隊が現場で適用できる応急処置は、医師の医療処置に較べ範囲も狭く、技術レベルも低く、救急隊の判断、観察力も狭小なもので足りることになります。

　比ぶるべくもないのは当然ですが、ここでは両者の能力の優劣を付けるのが本意ではなく、それぞれの託された領分における目的、任務の違いによる制限行為についての話なのです。このような一定の制限があるにもかかわらず、現場でもっと高度な処置ができたならば、あるいは病態の鑑別診断ができていたならば、と内心忸怩たる思いを抱くことがあるかもしれませんが、これは甘受しなければなりません。

　一例を挙げます。胸痛の症状を呈した傷病者に対しては、時間をかけて精度の高い12誘導の心電図検査（体表面に一定の基準を設け、12個の電極を置いて心電図を記録することによって、不整脈や心疾患を正確に診断する。医療機関での診断に一般的に用いられます。）をして、現場で正確に心筋梗塞であると判断したほうが傷病者のためになると思うかもしれません。

　しかし、心筋梗塞の確定診断には、院内での血液検査等で総合的に判断しなければならず、

－ 69 －

自ずと現場での対応には限界があるのです。救急隊の目的は傷病者の症状・病態にあった適切な医療機関へ搬送することです。胸痛をきたす疾患には、循環器系、呼吸器系、消化器系がありますが、適応科目を正確に鑑別でき、さらには診療機能に応じた重症度・緊急度を判断し、その結果に基づいて適切な医療機関を選定できればよいのです。病院前救護において搬送を前提に救急隊に求められていることは何か、そのことを常に銘じておきます。

オーバートリアージなる用語があります。救命救急センターへの搬送の際には、観察結果に基づく症状やバイタルサイン、主訴を捉えて重症度、緊急度を判断しますが、救急現場の状況から必ずしも判断要素が的確に捉えられなくても、疑わしいときには危険側に立って重症以上と判断するものです。このような寛容な判断が許されるのも、救急隊に対する種々の制約条件があるからなのです。

現場における観察精度、処置の許容限界についての議論が起きかねませんが、常に現場活動はいかにあるべきかという原点に立ち返ってみる必要があります。設備、施設の整わない屋外で極めて限定された資器材を用い、医療処置のごく一部分に過ぎない応急処置を実施します。このような制約条件のもとで救急隊の目的である「傷病者を医療機関へ迅速に搬送する」ために最大限に何をやるか、やれるかを考えるのです。

（知識を活かす）

医師は病名を確定するのに血液検査やX線検査など、医療施設でしかできない多くの診療過程を経ます。病名を確定するのは救急隊の目的ではありませんが、一定の目的を達成するためには、種々の要件を加味しながら、ある判断をします。その判断要素が多過ぎると、かえって判断に迷いかねませんが、多いほど的確な判断を下せるのが一般的です。

例えば「2」という結果を出しますのに、「99－97」からも求めた人と、「1＋1」でしか求めない人がいたとします。前者は様々な事象を捉え、それに応じた適正な判断ができ、きちんと正解の出せる人です。反対に後者は、一つの事象、現に目の前にあるものしか捉えられない、あるいは捉えようとしない人かもしれません。

心電図モニターに現れたＳＴ変化（心電図波形はいくつかの波形で構成されます。心虚血の際、特徴的な波形変化を捉えることで診断等に役立ちます。）だけで、心筋梗塞を即断するがごとしものです。これは、心筋梗塞に現れる可能性の高い症状の一つとして、単に教科書の内容を丸暗記しただけなのです。身体の内部変化は、そんなに単純なものではない、そのために医師は高度な医学教育を受けているのです。

判断要素を多く捉えることのできる人は、当然に救急活動の内容に幅が出てきます。ある行動を取るのに判断要素が一つしかない人、まさにその人の思考回路はストレートで、それが決定打であれば申し分ありませんが、物事の全てがそう簡単に割り切れるものでもないのです。

「料理の作り方は勉強すれば覚えられますけど、食べる人に喜んでもらえるような味わい深いもんは、修行を積んだ心を込めんな作れません。日本料理が百のもんをつくるのに、百二十

Ⅲ 技　能

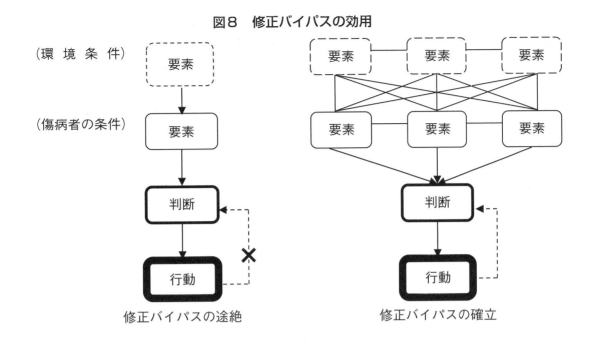

図8　修正バイパスの効用

修正バイパスの途絶　　　　　修正バイパスの確立

も百三十もの力がないとあかんといわれるゆえんです。といいますのは、それが余裕となり心使いになりますよって初めて料理が生きてまいりますのや。この力をつけるのには最低十年はかかりまっせ」、これは料理の大家、辻嘉一さんの言葉です。

　10の判断要素が手元にあり判断に至るまでのバイパスが網の目のようになっている人は、仮に当座の行動がうまくいかなくとも、即座に次の手を打つ余裕の行動が取れます。人は同じ症状を呈していても、背景にある生活様式は複雑な構造を持ち、極めて個別性が強く、原則通りに事を運べるほうがむしろ稀なのです。

（知識と実践を統合する）
　知識は傷病者のために活かしてこそ本物です。現場に出て実際の傷病者を目の前に実践していく過程で、ああこういうことか、こうすればいいのかと、今持っている知識を引き出して経験に新たな意味付けをします。実践に使えることが分かり、固定化され蓄積されていきます。このような過程を経ることで、実践に応用できる本物の知識であると分かるようになります。
　学びは段階的に行われるものです。まずは基礎的なもの、原理的なものを懸命に記憶して体に取り入れます。詰め込んだだけでは消化不良で、これが血となり肉となり、目的を達成する際に活かされなければなりません。先ほどの「(1)学習」では、ドラえもんのポケットを引き合いに知識の効用を最大限に述べ、傷病者に応じたアタマの働きが大事であると述べました。傷病者には観察するがわから見て取れるもの、例えば、不機嫌な様子、顔色、体の動き、呼吸の苦しさなど、さらには積極的に見つけ出していくもの、症状の発現、要因、性状、程度、いつもとの違いなど、情報が満載です。状況に応じて必要な情報をきちんと取り出せるようにアタ

マを働かせ、これを次の行動過程である分析、判断につなげます。

　技術は、理論的な知識、実践の手技、一般センスが統合したものです。有能な救急隊になるということは、テキストにある知識をマスターする、これが専門的な手技に転化、あるいは同化され、実習の段では教わった専門的な手技をきちんと行える、さらには、現場の状況を感じ傷病者の気持ちを読むという一般センスを前提にして、これらが実践として存分に使えることです。

(3)　技術

（技術のあり方を考える）

　平成３年に救急救命士制度がスタート。これまでの救急隊員の行う応急処置に静脈路確保、気管挿管、薬剤投与、ビデオ硬性挿管用喉頭鏡を用いた気管挿管、輸液及びブドウ糖溶液の投与の処置が順次追加され、これらの処置内容から救急隊のレベルは５つに区分されるようになりました。このように、救急隊は段階的な構造に置かれ、新たな処置が導入されるたびに、その手技、手順を覚えるのに、それこそ躍起になって訓練に明け暮れるような毎日です。

　救急現場への新たな処置の導入は、傷病者の救命にとって必要なものであることは、論をまちませんが、全てを実施するとなると現場での活動時間の延伸は避けられず、医療機関への到着が遅れてしまい、救急業務の目的との大きなかい離が懸念されます。米国のように病院前救護の現場で緊急処置室と同様に多くの薬剤が使用できる場合は、現場での活動時間の許容範囲も広くなるでしょうが、応急処置の範囲が極めて限定的である場合には、常に迅速な搬送を主眼にして現場活動をせざるを得ません。

　新たな処置が導入されますと、マニュアルには微に入り細に入り、それこそ一寸の隙もないほどに細やかな手順が決められます。当然に人の生死に関わる重要な技術なので確実に実施できることは必須の要件であり、しかも困難な状況の中で的確な処置を行うのは、非常に素晴らしいことに違いありません。おそらく人一倍の訓練や知識を習得した表れであることは確かですが、技術に心を奪われてはいけません。救急隊は"技術者のみにあらず"なのです。

　医療機関での処置と応急処置とでは、目的を大きく同じにしながら、その対応は似て非なるものです。

（傷病者救護のために技術がある）

　救急隊員の行う応急処置の技術が屋上屋を架していくなかで、「救急業務とは何か」との前提を踏まえた応急処置の位置付け、意義を考える必要があります。救急業務の本質を「医療処置に的確・迅速につなぐために身体機能の危機的状況を改善方向に持っていく」と定義付けるように（82頁の「救急観で病院実習を捉える」を参照のこと）、あくまでも病院前救護体制のもとで、傷病者のために最大限やれることは何かを絶えず意識しなければなりません。

Ⅲ　技　能

　技術者の陥りやすい弊害は、失敗は絶対に許されないとの強い思い込みです。例えば、静脈路確保を失敗しますと、再度、"挑戦"してみようという気になり、十分に駆血された箇所を血眼になって探して実施する、またまた失敗したときには、反対の腕で同じことを繰り返し、挙げ句の果て下肢にまでトライしたい衝動に駆られてしまいかねません。見るに堪えないような"手負いの猪"では、傷病者があまりにもむごくはありませんか。

　処置の手技、手順を覚えるのに終始した場合には成功が全てであり、中止する決心が付かなく次第に深みにはまっていくのみで、そこにはCPAの傷病者が見えなくなってしまうのです。人はどうしても客観的に評価できるものにこだわる傾向があります。技術の成否に対するこだわりが端的な例です。

　かなり前のことですが、某処置室でのCPA患者への対応です。患者が処置台に移されるや否や、数名の研修医があたかも静脈路確保や気管挿管を競い合っているような場面がありました。静脈路確保も両腕・両下肢に数名の研修医がトライし、最初に確保できた箇所に点滴ラインが接続されます。看護師がすぐにでも接続できるような状態で待ち構えていますので、それこそ必死です。見ると心臓マッサージをする手が欠けているのです。

　CPA傷病者には気管挿管、薬剤投与、モニター等、一連の処置を全てやらなければならない、というのではなく、現場の状況、時間管理、傷病者の状態等を考慮に入れて、技術的には可能であるが「やらない」、あるいは「中止する」ことを決断できることが救急隊に求められる能力なのです。

（技術は救護の一側面である）

　病院前救護での的確な観察判断に資する、あるいは救命率向上には不可欠であると、特定の技術の効果を説いて導入に向けての検討が行われますが、あくまでも処置の技術性が救急業務の理念にどのように包含されるべきかをしっかりと位置付けることが重要です。

　気管挿管を例えますと、技術性の完璧さや迅速性だけでなく実施適否の判断、失敗時における実施回数の制限など、救命の過程にある傷病者を医療処置につなげるためには、病院前救護での応急処置がどうあるべきかを考えなければなりません。でなければ、これまでに気管挿管を全て成功しましたが、救命に結び付いた事例は一度もないというように、救急業務の本質と大きくかけ離れた技術を適用することになりかねません。

　傷病者の状態に関わりなく全てをやるのは、ある意味では非常に楽なことですが、しかし、傷病者を見ていない、何の判断要素も働いておらず、結果として傷病者に有益にならないばかりか、当の救急隊にも何の進歩ももたらされないのです。

　対象となる傷病者の状態を捉え、何が必要なのかをしっかりと見極めなければなりません。当然に迅速性だけを求めて処置に失敗する、あるいは雑になっては救命もおぼつかないですが、傷病者の置かれた状況が医療機関と大いに異なるなかで、救急隊が行う救護の目的を片時も忘れてはならないのです。

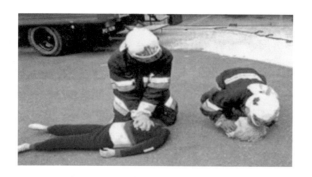

(写真引用)
Mary Beth Mancini, RN, PhD, NE-BC, FAHA, FAAN
Immediate Past President, The Society for Simulation in Healthcare
Associate Dean and Chair Undergraduate Nursing Programs, The University of Texas at Arligton

Ⅲ　技　能

2　訓練をする

（身体と技術を一体化する）

　現場で応急処置を行うには、当然に個人の持つ技術性を高めなければなりません。技術は一気に上達するのではなく、試行錯誤をしながら時間をかけ、徐々に習熟した動作に仕上がっていきます。気管挿管を初めて学習することは、これまでに気道を立体的に確認したことがない、気管内チューブの握り方さえも分からない、まさに一からのスタートです。

　これを指導者の説明や映像から学び、実際に訓練しますが、声門がどこにあり、チューブの挿入に際してどのような障害になるのか、気道がどのようなカーブを描いているのか、どの長さまで入れたらいいのか、皆目見当がつきません。気道の全体構造やチューブの進みをイメージしながら訓練していきます。

　そのうちに何か月もやってきた訓練の成果が現れ、手技が安定してできるようになります。しかし、訓練人形にも個性があり、喉頭部の構造が若干異なっただけで、うまくいかないこともあります。懸命に練習し、ステップアップする、さらに何度も反復練習することで自分のイメージした動作、つまり技術が定着して意識しなくても身体が動くようになり、何度もその経験をすると自動化された身体の動きが出来上がります。いわゆる"身体知"としての習得です。

（訓練を組み立てる）

　訓練の概念を家造りに例えてみます。これは、玄関、台所、リビングなどの用途別の空間と外壁、屋根、さらには内装、照明などを組み合わせ、材料を選定するなどして、注文者のオーダにあった個性ある家が出来上がる組み立て作業です。各部屋へのアクセスや家全体の機能性を求めるとなりますと、廊下や階段の位置が重要ですが、玄関だけが立派で他の部屋がお粗末ですと、家全体としての評価が低くなります。家は注文者が求める快適性、居住性に合わせた組み立て作業で、個別的なものをうまく統合して全体が作り上げられます。

　訓練のやり方を見ますと、まずは一つずつの処置をしっかりマスターし（個別訓練）、それを一定の流れで組み立てていく方法（組立型訓練）を一般的に行います。救命する、症状悪化を防止するという全体の目的を常に念頭に置き、流れでもって個々の処置をしっかりと組み立てていきます。例えば、呼吸管理処置を組み立てる際に、呼吸と循環の関係を考えに入れずに、それぞれの処置に埋没してしまうと全体が見えなくなります。

（全体と部分）

　これとは反対に、まずは、全体像をしっかりと捉えた上で、全体を部分的な構成に分け、各構成が全体の中でどのような意義を持つかを理解し、さらに全体をしっかり捉えていく訓練方

－ 75 －

法が考えられます（統合型訓練）。このような訓練は極めて有効ですが、あまりにも時間がかかるために、今の教育では取り入れられていないはずです。

「前、(3)技術」でも述べましたが、応急処置は単一の処置で構成されるのではなく、複数の処置が相互に影響を及ぼし合って効果が生まれます。効果的な心肺蘇生が大前提にあって初めて、気道確保や静脈路確保、AED処置にも効果がもたらされるように、応急処置全体の中にそれぞれの技術が存在することを認識しなければなりません。このように全体と部分は切っても切り離されるものではありません。全体の捉え方がよければ部分の捉え方もよく、両者はしっかりと補い合うものなのです。

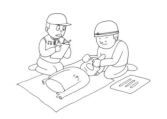

（スキルをアップする）

訓練を行うに際には、必ず目標を定めることです。目標があるから訓練にも張り合いが出てきます。1年間に自分をどのレベルに引き上げるのかを明確に示すことで、訓練時に陥りやすいマンネリ化が避けられます。百回の講義よりも一回でも自分の手にとって体験してみる、あるいは実際に体を動かして試してみたほうが学習効果は高まります。さらには、お互いの訓練でもって他人と議論ができ、よい点が積極的に取り入れられ相乗的な効果が期待できます。

また、効果的に技術を上達させるためには、自分の身体、すなわち感覚との対話を心がけるのです。例えば、CPRでは、リズム、深さ、力の戻りが効果を大きく左右する要素です。いずれも単純な要素ですが、実施者によって大きな違いが生じます。肩の先端が傷病者の胸骨の真上にあるか、重ね合わせた両手が胸骨の中心にあるか、手指が常に胸部から離れているか、自分の感覚では正しいと思ってもズレている、それが癖になっているかもしれません。今では機械的にチェックでき、客観的な評価と合わせて自分の感覚を自分自身に徹底的にフィードバックする、このような積み重ねが大切です。先ほど述べたように、一つの行動を訓練によって身体に住み付かせるのです。

（連携を取る）

当然に個人の技量をしっかりと高めなければなりませんが、処置一つを捉えてみても協働で行うことがほとんどです。この点から訓練の意義、効果を述べてみます。

救急活動は数少ない人員で活動するために各自の任務分担が過重になりがちで、しかも限られた時間では、手順をしっかりと決める必要があります。そのためには、まずは隊員間で技術を共有した上で、自分のパートを確実にこなせるようにします。

気管挿管を例えてみます。気管内チューブの準備や実際に挿入をする者と挿入後に傷病者の顎に気管内チューブを固定する、正確な挿入を確認する器具を取り付ける者とに分かれますが、相手のパートもしっかりと把握し、タイミングよく資器材の受け渡し等の連携が取れるようにします。正確性、迅速性、技能性を高めるように検討、修正を繰り返して、実践に臨める最適

Ⅲ　技　能

な行動パターンを作り上げていきます。

　また、様々な状況を想定した訓練によって対応能力を高めます。容態が著しく急変し、現場でも狼狽しがちな心筋梗塞の傷病者への対応訓練には、適切な観察・判断要領、応急処置、指導医との連携、家族への説明、隊員同士の連携など、個別・部分訓練の内容が凝縮されていますが、分解作業でなく全体がよどみなく流れるようでなければなりません。

　手技を確実に実施する、資器材を事前に準備し効率よく配置する、活動の流れを読んで備える、症状変化を予測し取るべき処置を判断できるようになりますと、限られた資器材、陣容の能力を2倍、3倍にも高めることができます。

　消防署では資格者の技術の平準化を図るために隊員を交替させ、均等に救急自動車に乗務させるような体制を取っています。少人数で構成される救急隊のメンバーが替わり、隊員間に技術レベルの格差が生じ活動がスムーズに行えないのは致命的です。隊員同士で技術の共有化を図らなければ、目的を達成するのも危うくなりません。お互いが技術を共有すると客観的な比較、評価が行え、より高い技術へと向上し、お互いに伝わるようになります。これが訓練の積み重ねによる修練です。

（現場でできる）

　「考えずに行動すべし。しかも考えてやるよりもっとうまく行動すべし―アラン」。一つの行動を訓練によって一旦、身体に住み付かせますと、別の行動を並行してできるようになります。このように意識しないで無意識に、かつ瞬時に実践できる人、いわゆるエキスパートの域に達した救急隊になるのです。

　特に指揮者である隊長は、自分で状況判断を行い、行動方針を組み立てて指示を出す、このことを自らも行動しながら行う。考えながら行動をし、行動しながら考えるという、これは長年の訓練を積まないとなし得ない特殊な技能と言えるかもしれません。

　時には、電車等への飛び込みでひしゃげた頭、離断寸前の両脚、腹部から脱出した腸管など、一見しただけで目を背けたくなるような、しかも一般の人が関わりたくない凄惨な場面に救急隊は積極的に関与せざるを得ません。このような場面で冷静に対処できるのは、訓練の賜物以外の何物でもないのです。

　訓練でできないことは、不定、可変要素の多く存在する現場では、なおさら実践に移すことはできません。実践の場面は訓練をはるかに超えた障害、困難が待ち受けていますが、訓練は実践には及ばないことを承知の上で、それでも訓練を行わないといけないのです。救急現場の様相がいかなる状況であろうとも、訓練の積み重ねによってこそ、限りなく救急の目的が達成できます。

　十分な訓練に裏付けされ、現場できちんと適用できる技術をしっかりと保持し、後進につなげていく、これはプロフェッショナルを絶してはならない組織の存続、浮沈に関わる非常に重要なことなのです。

3 病院実習から学ぶ

(1) 現場力に向けて

（親密な関係を作る）

　チーム間で協働する目的は、立場や行動形態・様式だけなく、文化まで異なる構成員の集合体が、スムーズな流れのもと同一の目標に向かって進んでいくことです。救急医療体制の枠組みで構成メンバーの協働の重要性については、「Ⅳ行動、3協働する、(1)チーム医療の一翼を担う」で触れますが、ここでは病院実習を通した協働のあり方を述べてみます。

　異なる職種の人たちと協働する上で最も大切なのは、お互いをよく知ることです。平素からフェイス・トゥ・フェイスの関係作り（これは顔のよく見える関係を意味しますが、単に表面的なつながりではなく、相互に信頼関係を確立することです。傷病者の生命に関わり合う医療従事者同士がお互いの業務内容、レベルを把握し、さらにレベルアップが期待できる相互作用を生み出す関係として捉えることができます。）が大切になります。

　特に指導的立場にある医師が、救急隊個々の能力レベルの過不足を知ると適切な指導が行えるようになります。救急隊もしかり、医療処置の内容を知ることで病院前救護における自分たちの立場・役割をより認識できます。救急隊の扱った傷病者が社会復帰をする、身体機能障害・不具を減少させる病院前救護の果たす役割を理解する一番の方法は、応急処置の延長上でどのような医療処置が行われているか、病院実習での見聞体験です。

　しかし、医療処置の内容を見聞するだけでは事実を認識したに過ぎません。それ以上に体験する貴重な機会を捉えて、どれくらい学べるかは、自分の知識、技術を高める熱意と建設的なアドバイスを喜んで受け入れる誠実さがなければなりません。

　救急救命士の就業前、あるいは定期的な病院実習のプログラムに定められている院内での観察、手技の見学、体験等をとおして病院スタッフとの親密な関係作りの土台が整っています。当然に法的に制限された処置や、場合によっては病院の体制等により全ての処置に参加できるとは限りませんが、地域のメディカルコントロール（MC）協議会によって決められた内容を直接に観察したり、指導を受けたり、許された範囲内で補助するなど、様々な実習形態を取ることで多くを学ぶ機会が得られます。

（より具体的に学ぶ）

　病院実習の目的を具体的に説明してみます。

① 傷病者の全身を詳細に観察し、評価する能力を向上させる。

　病院実習は比較的時間の余裕がありますので、より具体的な学びができます。自らの観察

Ⅲ　技　　能

結果と指導に当たる医師の診断結果を比較・照合するなど、客観的な観察眼を養い、相違点があれば具体的な指導を受けて、さらに観察、評価技能を向上させるよう努めます。

② 救急医療処置と病態経過等から患者の全体像を把握し、重症患者への対応能力を向上させる。

　　現場での発症時からの症状経過や応急処置と医療処置、看護、検査結果等を関連付けながら病態全体を把握します。

　　医師への引き継ぎ後の院内経過も含め専門的立場から解説、指導を受け、救急隊として必要な緊急度・重症度判断、症状変化の予測、応急処置及び医療機関の選定判断等に反映できる実践力を高めます。

③ 学校教育や実技訓練で体得した知識・技術を実際の患者に適用する。

　　教室で学んだ応急処置技術が病態に応じて院内での患者にどのように適用されるかを学びます。特に二次救命処置は患者への身体的侵襲を伴う処置ですので、解剖学的な知識をもとに愛護的な処置要領が医師から直に学べます。

　　さらには、講義と病院実習により集積・練磨された技術を、救急現場で効率的に適用していく方策を自ら見いだすようにします。

④ 救急医療体制の中でバイスタンダーや救急隊の果たす役割の重要性を認識する。

　　病院前救護での傷病者への関わりいかんによって、その後の医療処置の結果が大きく変わってきます。医療従事者との協働のもと救急隊から医師に引き継がれた患者に、系統立てて行われる高度な医療処置の内容が学べるとともに、院内での救命効果を実感することで、救急医療体制の領域ごとの機能を理解できるようになります。

　　例えば、心室細動患者に対する院内処置として、CPR、心電図モニター、除細動、薬剤投与、検査等が系統立てて行われますが、救急医療体制全体の流れの中で個々の処置がどの時点で、どのように関わっているかを学ぶことで、特に病院前救護における応急処置の重要性、位置付けに対する認識を高めることができます。

　　また、許された行為の範囲内で、医師との協働作業に参加しますと、初期の医療処置がいかに生命機能を回復、維持するために重要であるか、それが患者にどのような効果をもたらしたのか、医療処置に結び付ける効果的な搬送（時間的な要素、観察、処置、判断の適否）がどうあるべきか、客観的な立場から搬入救急隊の活動内容をチェックできる利点もあります。

　　このように応急処置の重要性を実感できる、認識する貴重な機会となります。

(2)　学びの姿勢

（臨む姿勢が大事である）

　　学生にとっての病院実習は、患者やその家族への実際の対応要領を専門家から直に教わる、

－ 79 －

かけがえのない学習の場です。訓練人形を傷病者に見立て手順を覚えこむのに同じ手技を何回も繰り返す訓練は、それなりに意義がありますが、所詮、何の変哲もない無機質なものを相手にしているのに過ぎません。訓練時に、実際の現場では個別性の強く表れる傷病者にきちんと対応できなければならないと口酸っぱく言ってはみても、訓練には限界があるのです。

　訓練人形を相手に静脈路確保を1回成功してみますと、あたかも手技に対する自信が完全に付いたかのような錯覚に陥りかねません。これまでの訓練は、常に人形が床上にじっと横たわっていてくれて、処置の手筈を整えて待っているような状況でしたが、病院では救急隊のストレッチャーから処置台への移動と同時に、衣服の離脱、モニターの装着、気管挿管、静脈路確保、CPRと様々な動作が複数の医師・看護師によって同時進行で行われ、まさに瞬間芸が繰り広げられている様なのです。これまでとの雰囲気が変わるなかで緊張はしますものの、内心こんなはずじゃない、あれほど訓練したのにと大方が思っているのではないでしょうか。病院実習では、現場活動に向けて訓練と実際のギャップをどのように埋めていくのかが課題となります。

　まずは教えを乞うという謙虚な気持ちで臨むことです。同職種者の研修・育成が施設の要件として位置付けられていても、医師は院内の患者対応が本来業務であり、系統立てて積極的に手取り足取り指導してくれるのは余程のことがない限り望めません。これが、いわゆる「壁の花」「放置プレイ」なる野放図の状態を生み、決して安くはない実習費を払った養成所や学生側の不評を買う一因にもなります。少々、現実的になりますが、お金を払ってまで"おもてなし"をしてもらっているです。

（病院の中に置かれていることが実習である）

　病院実習によって技術的な指導を受けることを期待している方が多いと思いますが、法的制限や病院側の取り決めにより全ての処置に直接関与できるとは限りません。しかし、病院実習の目的はそれだけでなく、見学や許された処置を補助することで学べることが多くあります。例えば、医療用資器材や傷病者の管理方法、スタッフの機能、部門ごとのポリシー（同じ施設の中でも救急部門、検査部門等、診療科目ごとに場の雰囲気が異なる。）に慣れ親しむことも大切です。

　このように病院実習への参加は、医療処置の重要性や病院前救護における救急隊の介入による傷病者への影響が客観的に学べる絶好の機会であり、彼らの医療処置や行動要領を救急現場にどのように置き換えるかを意識した自律的な学びが肝心です。

　筆者も救急救命士制度の施行前の2年間、大学病院で研修を行いました。その間、医療処置、問診等の要領はもちろんのこと、看護師の役割である患者の管理要領（看護記録でのチェック、評価、リンネ交換、清拭、体位変換、手術室への患者搬入、口腔洗浄、吸引、患者や家族との会話などなど）を、どのように救急現場に転換させるかを意図しながら、彼らの行動を捉えるように心がけたものです。また手術や回診時、医師の行う処置手順の先を読んで介助をやる看

護師の手際よさに感動さえ覚え、連携のあり方を大いに学ぶことができました。医療用資器材についても、薬剤の保管要領や患者受け入れに備えてのチェック、準備など、スタッフの動き全てが自分のこれまでの認識を変えるとともに、自己学習の題材提供の場でもあったのです。当初、院内の空気を無機質にしか捉えられず足手まといであった筆者は、ある医師から「そばにいてもいいけど、じゃまするな」と言われたことがありました。これは、協働作業をする上で欠かせない流れ、相互理解の大切さを示唆するものです。

　病院実習を通して病院前救護を担う責任と意識の高揚を図るとともに、医師・看護師等との意見交換、意思疎通が、ひいては救急業務の円滑化につながることを理解しなければなりません。

（「先生、静脈路確保をさせてください」と言えますか）

　病院実習は専門家である医師から直接の患者対応要領を教わる、またとない貴重な体験で、学生が手技を中心に患者との相互作用のあり方を学習するために、病院実習に臨んでいることを医師側も十分に承知しています。「静脈路確保をさせてください」と頼まれて、これを言下に拒否する方はごく少数です。注意しないといけないのは、TPOをわきまえてお願いすることです。患者処置に忙殺されているときに、複雑な操作で時間のかかる手技の指導を唐突にお願いされますと、「空気を読めない奴だ」と一蹴されかねません。処置を終えて手袋を脱ぐ、ほんの一瞬を捉えてみてはどうでしょうか。反対に、当方の気遣いが相手に伝わっていくこと請け合いです。

　名画ならジーとしていても映えますが、1日中、壁の花のまま、すまし顔で微動だにせず立っているのでなく、病院実習に対する積極的な姿勢を折に触れて見せますと、相手が好印象を持つのは間違いありません。いち早く静脈路確保の体験をしたい、はやる気持ちを抑え、例えば救急隊が到着したら点滴を預かる、診察台への移動を手伝う、着衣の離脱をする、処置後の診察台のシーツを交換する、血液・ガーゼが散乱した床面の清掃をする、エンゼルキットへの交換を手伝うなど、医師・看護師の行動を遮断したり動線を乱さないよう、指示されなくても流れの中に自然と入っていき、手出しできるところを自ら見いだすのです。

①　病院実習の実態から

　小職が勤務する研修所では、10日間（80時間）の病院実習を年2回、全国あまたの施設にお願いしています。研修生のアンケート調査によると、施設によってその対応にかなりの差があります。教育の一環として送り出していますので、できるだけ等しく教育効果を挙げるためには、施設間で研修生に不公平を来さないよう実習項目※として定められたものをきちんと指導してもらう必要があります。

　ある期生の指導状況をみてみます。病院実習は三次医療機関で行いますが、それでも搬入患者数が地域、医療機関によって異なり、実際の手技を行う機会にも差が生じてきます。そ

の中で比較的多く体験した実習項目が末梢静脈路確保で73％、気管挿管の介助は約15％になります。さらには、実習で自分が持っている知識を深めることができた91％、実習を終え救急救命士としての自信を持つことができた73％と、比較的良好な結果でした。なかには全くに相手にされなかったと、研修生から酷評を下された施設も少数ありましたが。

② 病院実習の風土作り

　次期生の心構えに役立てるために、病院の実態をそれぞれの申し送り簿に書いてもらっていますが、その一端を紹介してみます。

> 　先生は実習について資格取得前に特定行為の実習を行うことに理解を示してくれますが……。一部の看護師さん数名は、不快に思っている方々がいました。私たちが静脈路確保を行おうとすると、言葉による暴力（コストの高い資器材を使うなど。）駆血帯を巻こうとすると、邪魔をしてくる。慣れない環境の中、一生懸命に実習している私たちを笑うものなど。実際、そのような行為を受けると落ち込んだり、萎縮してしまったりもしますが、先生にも言われましたが、そんな人たちがいたとしても気にせず自分がどんどん積極的に実習してください。そのような人たちは、ほんとにわずかです。私は、その後、逆にもっと積極的に攻めの気持ちで静脈路確保も行いました。

　これまでとは異なった文化の地に一人置かれ、スタッフ一同、決して一枚岩になって研修生を迎え入れている環境でないにもかかわらず、病院実習の目的を達成するという強い信念を持ち続けて10日間を頑張り通す、彼の病院実習に臨む態度は見上げたものです。

　壁の花を敢えてセンターに生けようとする人はそう多くはないはずです。送り出す側も単に頑張ってこいの叱咤激励だけでなく、研修生から不評を買った施設に直接出向いて責任者に実態を話しながら実習指導の改善努力をしていますが、このように研修生自らが垣根を作らず異郷の地で頑張る。この積み重ねこそが相手側に少しずつ理解され、病院実習の風土作りにつながるのではないでしょうか。センター長の事前承諾を得て宿直をする、医局での抄録会で文献紹介をする、毎朝のカンファランスに参加する、家族説明に参加させてもらうなど、これらは私の体験です。

　また、当研修所では、病院実習の心構えや処置手順等をパッと見できるオリジナルの「病院実習ノート」なるものを持参させています。仮に一輪挿しの壁の花であったにしても、時折、これを見開らく姿は生き生きと映えてきます。

（救急観で病院実習を捉える）

　これまでの養成課程中に習得した知識・技術を用いて、自分ならどのように傷病者観察・評価・処置をするかに置き換える学習機会として捉えると、一層興味を湧かせてくれるものです。

　救急隊機能の独自性を措定するために、活動内容を構造的に分析・検討し、救急業務を「医療処置に的確・迅速につなぐために**（目的）**、身体機能の危機的状況を**（対象）**、改善方向に

Ⅲ　技　能

持っていく**（方法）**」と筆者なりに定義付けてみました。搬送されてきた事例を分析し、"目的
―対象―方法"が一体となっているか、救急業務の立ち位置を認識する作業を意識して実際に
やってみるのです。純然たる医療の場にありますからこそ、「救急業務」をしっかりと捉える
ことが、できるようになるかもしれません。

（望ましい病院実習像）

　病院の中に置かれること自体が病院実習である、病院独特の雰囲気に慣れるまでは、このよ
うな認識を持つのはなかなか難しいかもしれません。医師・看護師と患者の関わりをはたから
見て自分なりに感じ取るだけでなく、理想としては専任の救急救命士を臨床指導者（ファシリ
テーター）として位置付け、実際に何が学ばれているのか、学んで欲しい患者との関わりとは
如何なるものかを、絶えず学生に問う形での学習が望ましいのですが。

※実習項目

　教室での学びを踏まえ救急医療に関連した知識の応用、救急救命処置にかかわる技能の取得
を主体に、検査や手技の実習内容が具体的に示されています。それぞれは、「実施が許容され
るもの」「介助するもの」「見学にとどめるもの」に区分され、末梢静脈路確保は、「指導者が
介助する場合、実施が許容されるもの」に含まれます。

4 救急自動車同乗実習から学ぶ

(成長過程のスタート台に立つ)

　消防隊員なら初任課程を終えたら実動部隊の一員として火災現場に投入され、火勢迫るなか人命救助や消火活動に当たり、それこそ獅子奮迅のごとく働きます。かたや救急隊の場合は正規の隊員としてではなく、救急自動車に同乗して看取りや活動補助、あるいは指導者のもとでの"養育期間"があります。両者は生まれてすぐに歩くことのできる動物と、母に抱かれてたっぷりと愛情を注がれるヒトの成育の違いに似ているかもしれません。救急隊は養成課程を終えても、まだまだ半人前なのです。

　これを現場での活動形態によって説明します。消防隊の場合は放水活動や逃げ遅れの検索活動は複数の者で行い、隊員の少々の力量不足はお互いにカバーできますが、救急隊の場合は一つの手技が完全に1人の隊員に委ねられており、代わるわけにはいかないのです。

　現場から医療機関へ搬送するまでの間、多くの処置・動作が一連の流れになっています。これらの諸動作は訓練人形を相手に習熟を図ってきました。さらに実践的な学習の第一歩としての病院実習がありました。いよいよ学習の総仕上げとして、救急現場での傷病者を相手にした、OJT（On the Job Training）による救急自動車同乗実習です。

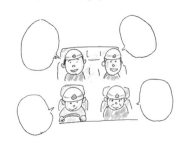

(学びの方法)

　指導者や先輩たちの現場での行動は、学生にとっては一つのあるべき姿として映ります。彼らが救急隊のモデルとして、傷病者との良い関わりを真剣に演じて見せる、それを学生が自分の中でバーチャル化、再現する、考察する、まさにライブステージでの究極の学習法なのです。

　また、実際に自分の能力がどれだけ発揮できるか、緊張の極限状態に置かれるときでもあります。「Ⅶ伸長、1経験を活かす」で述べますが、知識と実践の絶え間ない交流により知識の固定化を図り、現場での使用に耐え得る技能の形成が始まるのです。当然に自分の思考にも広がりが出てきます。断片的な知識・技術ではなく、全体を通してこれまで個別に習得した能力をみる、いわゆる"部分と全体の行ったり来たり"をすることで、部分の意義・重要性がより強く認識できるようになります。

(得られるもの)

　これまでのシミュレーションで培った技能を実際の流れに合わせて現場の傷病者に適用しますが、単に個々の処置、行動内容だけでなく、マニュアルには記載されていない判断力、品格、

倫理、感性など、行動の根底をなす諸要素をも併せて学び取るようにします。これらは口で言われただけで、到底身に付くものではありません。マニュアルにもない、養成期間中に教官から教わったこともなく、手本となる指導者の一挙手一投足から自然と彷彿してくるものを、実際に共感しながら自分のものにするのです。

様々な情緒的な反応をする傷病者を対象にします。当然に訓練通りいかない日々の連続かもしれません。これまで習得した知識、技術が多少なりとも活かせた、あるいは、こうすればもっとうまくできるなど、傷病者対応に多少の自信を覚えたり、反対に難しさを感じます。

救急自動車同乗実習の最大の目的は、学生が自分自身への自信を育てることでもあります。自信とは新たな経験を完全に自分のものにする能力を持ち合わせているんだ、と自分を信頼すること、信念を持つことです。

しかし、現場に出てすぐ自信が付くものではありません。"教育での知識と実践の行ったり来たり"を絶えず繰り返す修練によって身に付くのです。

図9　救急自動車同乗実習で得られるもの

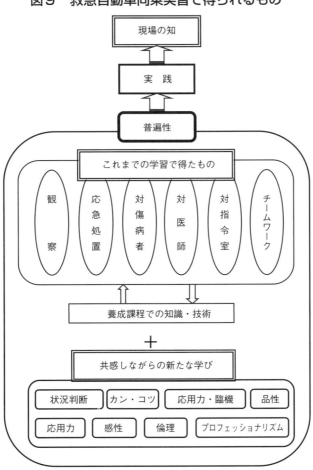

（現場力の形成）

　医療施設で行うカンファランスのように、１症例を終えるごとに習得した知識・技術が傷病者に適用されていくのを隊員間で確認したり、技術の振り返りを行います。当然に悪い点は指摘されます。これまで机上で学んだ凝り固まった知識やお作法にも似た技術が打ちのめされ、すんなりと現場では受け入れらないジレンマに戸惑い、悩むかもしれません。しかし、同じ現場を等しく体験した者同士でしかできない、それこそ熱の入った真剣な検討による現場向けの自己形成が始まります。いわゆる身体との融合による現場力（臨地の知）の体得です。

　前回きちんとできた傷病者対応が、次回、同じようにいくとは限りません。様々な傷病者に接して、傷病者から学び自分を振り返ることで現場力（臨地の知）が積み重ねられていきます。救急隊になっていく自分を実感し、ちょっぴりと嬉しさが出てくるかもしれません。このように教育を終えたばかりの者は、当然に実践者としては未熟ですが、救急隊の一員として迎え入れられ、プロフェッショナルとしての成長過程に置かれるのです。

（現場力を振り返る）

　一旦、救急隊として搭乗すると、救急現場での実際の技能を第三者から客観的にチェックされる機会はなかなかないものです。それこそベテランの域に達しますと、長年の経験で積み上げてきた自分の能力がベストであると錯覚してしまい、自分の殻から抜けだそうとしない傾向が強まってきます。自分の考えが陳腐になっている、あるいは今まで思い違いをしていた点がないとも限りません。自分の間違いを素直に認めることで、どうしたらよいかがみえてきます。決して弱さを意味するのではないのです。その認識を改めなければなりません。

　何も救急自動車同乗実習を新人の教育だけに限る必要はありません。学会参加、所属での教養等、技能を向上させる機会がかなり設けられていますが、非番日等に救急自動車同乗実習を申し出て、他の隊からも学ぶということを、やってみたらどうでしょうか。先程の図で示した諸要素を確認・評価することで、内省に活かせる点を自分の肌で直に感じ取ることができます。救急車同乗実習の持つ利点を最大限に活用し、効果的に学習するための工夫をすべきです。

　病院実習と救急自動車同乗実習の教育目的は異なります。医療施設では医師の厳しいチェックが行われますので、当然に教育効果としては大きいものがあります。それ以上に絶大な効果のある救急自動車同乗実習が、病院実習に比べて少々軽んじられているような、気がしないわけでもありません。

　ある消防本部では実習を２段階に分け、最初は看取りを、後半にはチームの一員として組み入れ、実際の活動を他の隊員が評価をします。長期の病院実習を修了した者が同乗実習指導者としての役割を担っています。最も望ましい指導体制ではないでしょうか。

（最善の教育の場として）

　救急隊は現場から学ぶ教育が必要です。現場からしか学び得ないことが多くあり、それには

現場にある救急隊同志で、もっともっと学ぶべきです。これまでの長年の活動によって集積され救急隊の共有財産となすべき現場力（臨地の知）は、どこに、どのような形で埋もれているのでしょうか。単に救急隊個々の思いだけなのでしょうか。

　今回は、あえて課題にしておきますが、現場での知識・技術が科学的にきちんと伝承できるような体制を早急に講じるべきです。

コラム　　指導救命士

　指導救命士とは、豊富な知識・技術・経験を有する救急救命士が他の救急救命士の救急活動全般を教育指導する役割を持ち、次の全ての要件に合致したものとされています。①救急救命士として通算5年以上の実務経験、②救急隊長として通算5年以上の実務経験、③特定行為について一定の施行経験、④一定期間の病院実習、⑤消防署内での教育指導、⑥養成研修受講、一定の指導経験、⑦都道府県MC協議会の認定

　指導救命士の主な役割として、①MC協議会への参画、②MC圏内での講師・指導、③院内研修の補助、④職員の指導育成、⑤救命士再教育への関与、⑥全国救急隊員シンポジウムの企画等など、地域、消防本部、全国と多様な場での活躍が期待されています。

5 傷病者から学ぶ

(対象を読み取る)

　救急活動は、救急隊の目の前に対象となる傷病者が存在して、初めて成り立ちます。傷病者のニーズ（処置内容、医療機関搬送等に対する要望）、すなわち救急隊に求めているものを認識し、施すべき具体的な方法を決めて実践することです。傷病者から発せられるニーズに対する認識は、受け手の経験、能力（知識・技術、感受性、理解度等）、態度によって当然異なってきます。

　夜中にゼーゼーと呼吸困難を訴え、そばにある椅子に手をかけ懸命に一人で起き上がろうとする傷病者。すぐに酸素を投与し、背中を支えながらゆっくりと半座位にします。発症時期等の情報収集をしている間に、ゼーゼーも幾分か和らぎ顔色も断然良くなります。同乗の新米救急隊員は、教室での学びで知識としてはありますが、実例を見るのは初めてで、目の前で知識が活かされていることを実感するのです。当然に、この新米救急隊員とベテラン救急隊員とは、傷病者に対する認識は大きく異なっています。新米救急隊員は、現場に出て初めて知識と実践を統合させた、いわゆる生きた知識が、現場の傷病者によってもたらされたのです。

　もう一例。本人は苦しくてしゃべれません。先着のポンプ隊が、名前、年齢、発症時期や現病歴など、色々と詳細を聞いたにもかかわらず、後着した救急隊が同じことを繰り返そうとすると「さっき話した。そんなことより早く病院へ連れて行ってよ」と。聞かれたほうとしては、ポンプ隊と救急隊との違いはなく、自分を救護するために来てくれた同じ消防職員で情報が共有されていると理解しています。「私は苦しい。これ以上話もできない。分かって欲しい」との悲痛な叫びを感じ取らなければいけないのです。

　この事例では情報の聴取のあり方について、多くの示唆を与えてくれます。特に呼吸困難等で会話が十分にできないような、傷病者への聴取要領、生命の重症度・緊急性から優先すべき聴取項目、聴取の漏れがないよう、あるいは繰り返しの聴取を避けるための順序立てた聴取要領、すでに入手した情報に不足項目がないかの判断、異なる隊間の情報伝達、あるいは隊員間の情報共有、さらにこれらの情報をどのように分析し、判断に役立てるかなど。

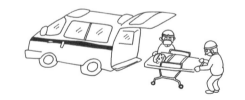

(学習した本物を見る)

　「Ⅲ技能、1現場力（臨地の知）を得る、(1)学習」で述べたように、救急隊や救急救命士の資格を取ってすぐさま優れた働き手になるのではなく、救急現場に置かれた傷病者を通して成長する、まさに成長過程のスタート台は現場なのです。対象者をきちんと把握し、教室で習得

した知識、技術を適用すると期待する効果が現れます。なるほど教室で学んだことはこういうことだったのか、と実感します。新たな経験としての意味付けが行われ、これが蓄積されていきます。

　教科書で学ぶのは、ある意味では科学的な事実です。たくさんの症例から普遍的、一般的な事実を引き出し、それをテキストとしてまとめたもので、概念的な内容なのです。その概念的な知識でもって対象物を認識していきますが、当然に現場では、すっきりと当てはまらないことが多く出てきます。そのことを傷病者から新たに学べるのです。これほど、貴重でリアルな"教材"は存在しないのです。

　教室での教官の指導は、自分の持った知識を口頭、板書、映像等で"伝える※"ことですが、現場では教官に代わる本物の傷病者が"教える"のです。まさに傷病者が教師となり、その教室は傷病者のいる現場なのです。この"教える"ということは、能動的な学びでなければなりません。傷病者が教官のように逐次、理解できるように説明しているのではありません。傷病者に代わって「これはなぜですか」「どうしてだと思いますか」と自らが発問するのです。傷病者の発現している症状・病態を読み取る、救急隊の作用に対する傷病者反応を的確に捉えることができなければ、教材としては役立っていないことになります。目の前にある貴重な教材を生かすも殺すも救急隊次第なのです。

　「書かれた医学は過去の医学である。目の前で悩む患者の中に本来の医学の教科書の中身がある」。これは杏林大学の先生の言葉です。

（学びを活かす）

　テキスト以外に傷病者から学べることは多くあります。この学びを自分だけの1回限りのものとせずに、意図的に他人に伝えるということをしてみてはどうでしょうか。単に事実だけを伝えるのではなく、その事例での行動過程、思考過程をどのような構造をもって進んだのかを分析するのです。この蓄積が病院前救護の理論です。日々の実践の中から理論を引き出していくのです。経験した症例からの学びを集積、分析して理論を形成し、病院前救護の学問を確立する必要に迫られています。このことについては、「Ⅷ　探求、2救急業務を措定する」で述べます。

※伝える

　文中では教官から生徒への授業形態を形式的に表現したまでです。実際には、単なる知識の伝達ではなく、生徒がそれまでの知識を手がかりにしながら、新しい概念や技術を再構成しようとする働きかけです。

Ⅳ 行　動

1　現場行動を再考する
2　チームを作る
3　協働する
　(1)　チーム医療の一翼を担う
　(2)　指導医と連携する
4　安楽な場を提供する
5　危機に介入する
6　先を読む
7　社会死状態へ対応する

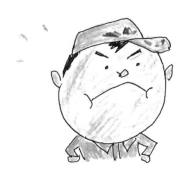

Ⅳ 行　動

 現場行動を再考する

（隊員間のやり取り）

　「一番員、酸素投与実施」「持ち上げ準備」、「一番員よし、機関員よし」。命令調の隊長の指示に呼応する隊員のメリハリのある返事、きびきびした行動は、そこに横たわったケガ人がいないと掛け合い芝居と見まがうほどの光景です。人を救護する、しかも少人数でやらざるを得ないだけに、過ち、失敗は絶対に許されるものではありません。そのためには指示をしっかりと出し、これに受け手がきちんと呼応しているかを確認しなければなりません。

　しかし、救護を求めている人が横たわっているのです。突然、身に降りかかった傷病に対して不安や恐怖等を抱いている本人や家族は、実際に救急隊を目の前にするのは初めてのことかもしれません。ましてや救急隊によってどのような処置が行われるかも分からず、到着するや否や一層、不安等を募らせています。このような場面で、いきなり隊員同士による軍隊調のやり取り、行動が開始されるのです。現場で過ちの許されない絶対的な行動と傷病者の不安を解消する行動は、両天秤にかけて判断されるものでは、ないはずです。大声での下命と受命のやり取りは、喧騒（けんそう）な現場でお互いの内容を確認し合う重要な行動要領ですが、これが場面によっては傷病者等に好感を与えず、かえって不安等を増長する結果となるならば、まさに本末転倒なお話になります。

　実際の救急医療現場では、"静と動"の2つの局面が見て取れます。救急室では患者が運び込まれると血圧測定、静脈路確保、気管挿管など、リーダから矢継ぎ早に実施すべき処置の指示のもと、怒声飛び交う喧騒の場と化します。一方、手術室のように事前に綿密な打ち合わせがあり、メンバー同士の阿吽（あうん）の呼吸でもって粛々と処置が流れる場面もあります。

　救急現場は、このように両極端に割り切れるものではありませんが、TPOに応じて下命・受命のあり方を再考・熟考しなければなりません。救急現場は修羅場的な様相を呈し、救命に向けて時間的な要素が大きなウエイトを占めるだけに、予め訓練等で全員に周知された手短な命令、動きを取り入れたほうが効率的な活動につながることは明らかです。

　しかし、冒頭に述べたようなマニュアル的な行動要領を取ったにしても、時間の短縮による救命率の向上には結び付かないはずです。あたかも活動がスムーズに行われているように見えるだけかもしれません。全ての場面に喧騒な災害現場を前提とした、これまでの消防部隊の行動要領を適用するのではなく、傷病者等と人間的な会話のやり取りをベースに、救護活動を展開することの意味合いを構築するほうが、はるかに重要ではないでしょうか。

　医療や救急現場では傷病者を中心に据え、サテライト的な関係で異職種スタッフ間の連携があります。今では、このように傷病者中心の救護の概念が強く打ち出されています。

　「窪田隊員、酸素を投与してください」―「分かりました」

- 93 -

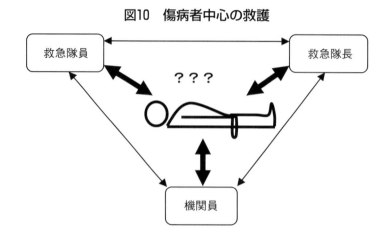

図10　傷病者中心の救護

「これから傷病者を持ち上げます。準備はいいですか」—「準備できました」
　傷病者等の不安を限りなく解消するのはもちろんのこと、違和感を与えない救急隊による雰囲気作りは重要なことです。そのためには、まずは隊員同士で人間的な会話を心がけるべきです。

（資器材の配置）
　狭い空間での活動を余儀なくされるので致し方ない場合もありますが、行動そのものに、もっともっと配慮すべき点がないわけではありません。傷病者の頭部側には人工呼吸器、モニター機器の様々な資器材が並べられ、おまけに点滴の輸液バッグが目の前にぶら下がっています。
　また、パートを交替する際に、仰臥位になった傷病者の頭の付近を行ったり来たりする光景を頻繁に目にします。実際に体験してみると傷病者の気持ちがよく理解できますが、頭の上を横切る重たい資器材を上目使いで見てみると恐怖心で一杯になります。意識や呼吸の状態を観察する隊長は傷病者の左側、隊員は右側に資器材を置くなど、予め決めると無用な心配を与えることが少なくなるかもしれません。また、寝ている人の枕もとを通らない、あるいは抜き足差し足で通るように躾られたことを思い出してみて下さい。
　些細なことかもしれませんが、心して欲しいことがほかにもあります。狭い現場では資器材の置場に困ることが往々にしてありますが、決して傷病者の体の上や両下肢の間に置いてはいけません。当然に資器材の軽重を問題にしているのではなく、例えメモや心電図モニターの記録紙が置かれただけでも、当の本人は嫌な思いをします。これでは傷病者を単なる物体として扱っていると勘ぐられても致し方ありません。

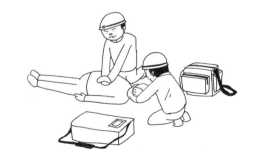

IV　行　動

　獺祭（「だっさい」、獺はカワウソ）なる言葉があります。これは詩文を作る際に数多くの参考書を並べ広げる様を表しますが、カワウソが捕った魚を岸に並べる習性が、祭りのように見えることに由来します。まさにその有様なのです。できれば傷病者の足元側に資器材を並べて、どのような資器材を置いてあるかを説明すべきです。

（無用な言動）

　資器材の配列だけではありません。「毛布展張よし、毛布端末よし、固定ベルトの位置よし、… …よし、… …よし」「キャップ離脱よし、キャップの位置よし、固定テープよし、… …よし、……よし」。これは各隊員が自分の動作の確実性を確かめる際に発する確認呼称です。

　20分間のある訓練会場で救急隊員と機関員が発する「… …よし」、あるいは「了解」の回数だけを調べてみると60回もありました。隊長からの指示・下命を含めますと、傷病者は何と10秒に1回の割で救急隊の発する言葉を耳にする勘定になります。

　傷病者の頭上は、「よし」の連呼に満ち、あたかも複数の救急隊員による競演の場と化しているかのようです。「… …よし」の本当の意味合いを捉えないと、そのうちに発した「よし」に対する確認のための「よし」を言いかねません。

　「… …よし」の確認呼称は、特定行為のように手技が複雑になるほど、発せられる回数が多くなります。また傷病者への問いかけも、「頭を上げて枕を挿入します」「これから口の中に固い管が入ります」と応答がないにもかかわらず、執拗と思われるくらい行われます。このこと全てが決して無用だとは言いませんが、学生に応答がない傷病者になぜ話しかけるのと聞いても、その理由が答えられないのです。反対に会話のできる傷病者の脈拍を取ったり、聴診器を当てる際には、なぜか話しかけることが少なくなるのです。CPAに対しては冗舌になり、意識のある傷病者には無口になる、と冗談めかすことがあります。

　現場はあくまでも傷病者を救護するための場であり、救急隊だけが活動する場ではないはずです。一度、模擬の傷病者役を引き受けてみて、今まで説明したような救急隊の言動をどのように感じるかを調べ、傷病者の共感の得られる最も望ましい言動がどうあるべきかを考えるのです。

　行動要領そのものが一応定着してきただけに、終末期傷病者、小児、妊婦など、それぞれの場面に応じた具体的な行動要領を検討してみてはどうでしょうか。

2　チームを作る

（チームの魅力）

　ここでは、救急隊員で構成される隊のあり方について述べ、医師との連携については項を改めます。

　2008年の北京オリンピックの陸上男子400メートルリレーで、日本チームはトラック競技では実に80年ぶりに銅メダルを獲得し、日本中を沸かせてくれました。さらに2016年のリオデジャネイロでは、初の銀で世界中がアッと。400メートルリレーは国を代表する選手の参加ですが、走る速さだけでなく、バトンパスも勝敗を決する重要な要因です。

　選手全員の自己ベストタイムの合計は出場チーム4番目で、1番目との差が1秒49もありますが、リレーになるとその差が0秒33と"つなぐ"技術の優れているのが分かります。バトンパスは、受け手の走り出すタイミングが重要で、早ければ届きませんし、遅ければ距離が詰まってロスになる、豊富な練習量でその精度を高めているのです。まさに、チームワークの意義、素晴らしさを分からせてくれた典型的な例です。野球にしても然りです。勝利のインタビューに全員野球という言葉が出ますが、ヒットやホームラン数の多さだけで勝敗が決まるものでもありません。

　チームの力とは個人プレーの劣勢をカバーするだけでなく、それを何倍もの力に仕上げます。チームの力がよい方向にある場合は、構成員個々が発揮する力の相加作用でなく、相乗作用により大きな効力を発揮します。逆の場合には、単純な引き算という結末にはなりません。これがチームの素晴らしさでもあり、怖さでもあります。

　協働でもって傷病者を救護する救急共通の目的があるように、チームは、ある一定の目的を達成するために構成されます。「Ⅲ技能、2訓練をする」で述べたように、自力で動けない傷病者をストレッチャーや救急自動車に乗せる、心肺蘇生を実施するなど、傷病者の救護過程でチームの力を一つに結集させなければ、目的を果たせなくなります。

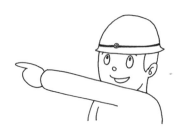

（チーム力の構成要素）

　チームの構成員には、それぞれ個性があり、かつ個人の能力にも隔たりがありますが、チームとして最大限の力を発揮できる源泉は何でしょうか。チームの力は、「構成員個々の能力（専門性）」「リーダの力（一体性）」「構成員同士の連携（つなぐ力）」の3つで決定付けられます。共通目的の達成に向けられた高度な知識・技術が「専門性」で、チーム構成メンバーやチーム同志の行動が合目的であることが「一体性」、チーム同士の行動が途切れることなく一

Ⅳ　行　動

続きのものにすることが「つなぐ力」です。

　目的とする行動を確実に行うには、ある一定レベル以上の能力を有する隊員によって構成されなければなりません。訓練等によって各隊員の任務を予め決め、現場でスムーズな行動をなす連携についてですが、目的を達成するためには、隊員個々の持つ技術・行動がしっかりと組み合わさっていることです。心肺蘇生の効果を上げるには、人工呼吸と心臓マッサージの各々の技術がしっかりと間合いを取りながらリズミカルに交互に繰り返され、スムーズに流れることが重要です。

　消防署では、救急事例を想定してチームごとの活動技能を評価する訓練法を取り入れています。その訓練光景を見ますと、まとまりのあるチームかどうかは一目瞭然です。連携の取れたチームは、隊員個々の動きに無駄がないのはもちろん、片方がもたついてパートナーを待たせることがない、まさに阿吽の呼吸でよどみなく活動が流れています。技能の不足した隊員が一人でもいますと、処置の効果も期待できず十分な隊員間の連携も取れなくなります。

　一心同体の状態にあり、あたかも同一体からの指令により複数の手足が出され、それぞれの思いで様々な動きをしているように見えますが、きちんと目標に向かっているのです。このように連携とは、構成員間の結び付き、まとまりであり、有機的な結集により何倍もの力を生み出し、スムーズな流れを作るものです。

（統合する力）

　構成員の力を結集させ目的を達成するには、リーダの存在が欠かせません。リーダには傷病者の管理、現場の統括についての権限が与えられ、かつ責任を有します。与えられ場で演出を考える、その権限と責任を与えられた職能ほど、やりがいのあるものはありません（これは階層社会に身を置く者の本懐であると、筆者は捉えていますが）。それは特定の人にだけ与えられたもので、権限と責任が常に表裏一体になっていることを重く受け止めるようにします。

　権限とは配下に対して根拠に基づく具体的な指示を出し、きちんとした結果を出すことです。様々な状況に置かれた傷病者にどのように対処するかを決める、決めたからには、その結果の成否について責任を持たなければなりません。

　現場では、直にアドバイスが得られるようなスタッフは皆無です。種々な障害要因が交錯する不確実な状況の中で、これまでの経験等をもとにベストな判断をする、それを一人でやらなければならない非常に厳しい立場にも置かれますが、これはリーダの宿命なのです。

（精神的な力）

　傷病者が重症、あるいは複数の場合、救急隊の救護力は相対的に劣勢な状況になりますので、3つの要素を最大限に発揮させなければなりません。そのためには、事前にチームの力を高める個々の能力が不足していないかをチェック、修正し、活動の流れがスムーズにできるようにしておきます。

－　97　－

このような物理的な力のバランスを図ること以外に、人と人の関わりであるだけに、お互いの心と心の結び付きも欠かせません。救急隊員アンケートでの「救急活動でのストレスの解消法」に対する質問では、非番日（消防の実動部隊の勤務形態は、24時間消防署で勤務しますと、次の日は勤務から外れることになります。）の趣味や娯楽よりも、活動を終えて待機場所へ戻る救急自動車内で隊長や隊員と話をするとの回答が圧倒的に多くみられました。

　同じ目的を持った同じような境遇の人と話をし、胸の内に鬱積している感情を聞いてもらうことにより、お互いが相手の気持ちの拠り所になる、そのような精神的な力によるつながりが必要です。再度、リオデジャネイロ五輪に戻りますが、100、200、400メートルで3大会連続3冠を達した、あのスーパースター、ボルトは「日本はチームワークがいい。我々よりもはるかにたくさんの練習をしていて、チームメートを信頼しているのも分かる」と評しています。つまるところ、チームの力とは、物理的な力と精神的な力の作用による「構成員の能力（専門性）」「構成員同士の連携（つなぐ力）」「リーダの力（一体性）」の統合により何倍にも高揚するものです。

図11　チームの力

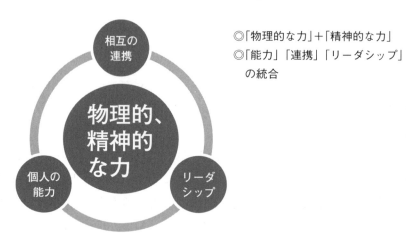

Ⅳ　行　動

3　協働する

(1)　チーム医療の一翼を担う

（チーム医療とは）

　救急隊員3名によるチームのあり方については、先ほど触れましたが、ここでは、救急隊独自の機能に着目した、病院前救護における医師とのチーム医療のあり方について考えてみたいと思います。

　本来、診察や治療の医療行為は医師にのみ認められたものです。医療技術が高度化、複雑化し、患者対応の全てを医師一人ではできないために、医師の行う業務を分担する看護師、診療放射線技師、臨床検査技師、薬剤師など、新たな専門職種が生まれ、相互に協力し協働で患者の治療に当たるようになりました。

　一方、医師の関与が皆無の状態であった病院前救護の領域において、傷病者の救護力を高めるために、より高度な応急処置を行うことのできる新たな職種として救急救命士が誕生したのです。救急救命士は常に医師が臨場している医療機関と異なり、無線や電話等の通信媒体で互いに指示、報告を行いながら一体性を保持した形で傷病者に対応します。これらをチーム医療と称します。

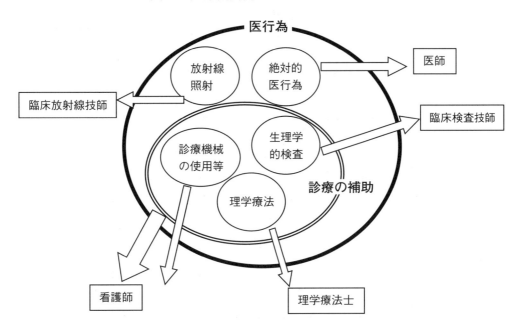

図12　医療機関内におけるチーム医療

特に、救急救命士の活動を医学的な観点から保証・補完するために、「指示・助言」の形で指導医（救急救命士法に基づき、救急救命士が気管挿管等の特定行為を行う際に具体的な指示を出す医師を「指導医」と呼称します。）が関与します。ややもすれば、医師と救急救命士が上下関係で捉えられかねません。チーム医療とは傷病者に向ける救護力を最高度に発揚するために、複数の職種が対等な立場にあって協働で業務を行うことです。あくまでも対等な立場にある専門職同士が有機的に連携する集合体なのです。

（救急隊の機能）
　医療施設内では主に看護師と医師が対になり、患者を中心にした看護師の行為（投薬や療養上の世話）と医師の行為（診断と治療）が相互に「協力」し合う形を取ります。
　私は、救急業務を「医療処置に迅速・的確につなぐために身体機能の危機的状況を改善方向に持っていく」と定義し、救急隊の機能的役割の目的を「医療処置に的確・迅速につなぐため」としました。病院前救護では、救急隊が主体的に傷病者へ作用を及ぼし、応急処置の過程やその効果を医師・看護師の役割ごとにつないでいます。いわゆる医師・看護師と救急隊は相互に「連携（リレー）」の形態を取ります。このように、医療施設内での医師と看護師は一元的に、病院前救護での医師と救急隊は二元的な機能に例えられると思います。

図13　応急処置から医療処置へのリレー

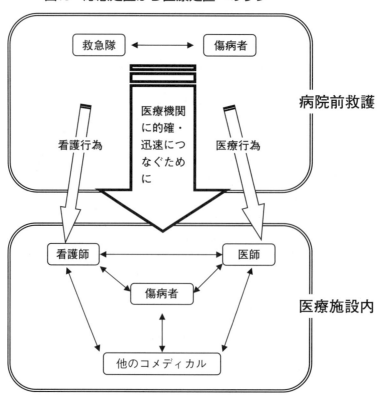

IV 行　　動

　救急隊は現場に赴くことのできない医師の眼、耳、手・足となって傷病者の状態を医師に報告します。
　（これは共通の目的、目標達成に向けて構成員同士の情報共有が重要であることを述べたもので、医師の判断・指示にまかせっきりで、ただ単に手足のごとく他律的に行動すべきことを意味するものではありません。）

（救急隊の役割）
　救急救命士制度が創設されて20年余り経過してはいるものの、病院前救護の領域で医師の関与が少ないのは歴然としています。医療機関内の他職種と比べてみても、病院前救護におけるチーム医療では、救急隊の独自性、自律性の度合いが非常に高いことを、いやが上にも認識しないわけにはいかないのです。ならば救急医療体制の中で、救急隊の独自性、優位性をもっともっと鮮明に打ち出すべきです。
　救急現場に到着し、傷病者の症状・病態、さらには気持ちを聞き出し、感じ取り、考えて行動に移します。これは、現場に赴き傷病者と直に接している救急隊にしかできないのです。傷病者や周囲の状況をどう見て、どう解釈したかによって、救護活動の内容が変わってきます。極端な言い方をしますと、傷病者の生死が救急隊に委ねられることになります。

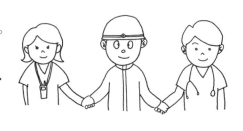

　傷病者の救護を共通の理念にし、それぞれが与えられた領域で専門性を発揮することがチーム医療を構成する各職種の責務です。声を大にしますが、臆すると救急隊としての専門性を発揮できないばかりか、自分たちの立ち位置さえ見失いかねないのです。
　ミニドクターならば、医師との上下関係でその専門の一部を肩代わりして指示通りに動けばよいのですが、再三述べているように救急医療体制の中で救急隊に託された領域で、しっかりと社会的な責任・役割を果たすことです。第一走者がこけたら勝負にならないぐらいの気構えを常に胸に秘めておくのです。

(2)　指導医と連携する

（MC体制の導入）
　救急医療体制下で、病院前救護の重要性が高まるにつれて、救急救命士の資格を有する救急隊が行う気管挿管や薬剤投与などの、高度な応急処置を医学的な観点から補完したり、救急現場の指導管理体制を確立することが極めて重要な意義を持ちます。これが、救急救命士制度発足、十数年を経て初めて全国的に構築されたメディカルコントロール（MC）体制です。というのは、米国では現場の救急隊と基幹病院や指令センターに勤務する医師との連携体制が確立

されており、医師や法医学者などを交えて作成されたプロトコールには、医師の直接的、間接的な指示のもとに使用する薬剤が定められるなど、既にMC体制によって救急隊の活動が担保されていたのです。

　我が国のMC体制も同様な趣旨で、救急隊の現場活動に対する指示、マニュアル作成、救急活動の事後検証等に積極的に医師を介入させて、救急隊の行う医療的な行為の質を高め、ひいては傷病者の保護を図ろうとするものです。都道府県、地域に設けられた協議会が中心になり体制が構築され、現場での活動は、MC体制に則り行われるようになりました。

（MCの役割）

　指導医の責任は、オンラインより指示を与え、救急隊がスムーズかつ堅実に処置を行えるようサポートすることです。オンラインMCは、救急隊の応急処置に無線や電話で直接指示を与えるもので、救急医療の実践年数や救急業務への理解などを要件に、指導医として権威付けられた医師が担っています。医療機関へ到着するまでの間、症例に応じて直接指導を受けることで救急隊は、ケガや疾病の症状や徴候を具体的に理解できるようになり、傷病者の救命率の向上や症状急変等に対する傷病者の管理要領の向上が期待できます。

　一方、オフラインMCは、地域の救急医療体制の構築、応急処置・搬送プロトコールの策定、活動内容の検討や評価など、業務全般への関与を含みます。特に、現場活動の指針となるプロトコールは協議会の場でオーソライズされ、救急隊や指導医にその内容が周知され活用されます。指導医が現場の行為に直接関与しない場合には、活動マニュアルに基づき救急隊独自の判断で活動が行われますが、全ての救急事案が活動マニュアルに定められた通りに対応できるわけではありません。このよう場合には積極的に指導医に助言、指示を求めます。

　両者は遠隔の関係にありますが、救急現場への医師の積極的な介入は、救急隊の行動の後ろ盾になることは無論、両者が一体となって傷病者の救護に当たると、傷病者を早期に救急医療体制の中に取り込めるようになります。

　指導医が個々の事案に介在し、積極的に監視の目を向ける体制を常に取ることで、救急隊の持つ技能に対する理解や信頼性が高まり、仮に、応急処置や傷病者対応に不安を生じた場合でも、ためらわずに行えるようになるのです。

（医師が関わることの意義）

　立場の異なる者同士による親密な信頼関係は、傷病者に対して最適な応急処置の提供を保証するだけでなく、救急隊や医療スタッフとの間に生じた問題やお互いの経験から得られたメリットを討議することで築き上げられます。特に医師による事後検証では、救急隊の観察や処置内容に対する不適切な点や推奨点がコメントされ、これが当該救急隊だけでなく組織全体に反映されるメリットは計り知れません。

　このように、医師の指導内容を救急隊に直にフィードバックすることで、問題点の捉え方、

IV 行　　動

解決方法等がより現実味を帯びたものになる利点が何よりです。いわゆるPDCAサイクル作用
｛Plan（計画）、Do（実行）、Check（評価）、Act（改善）；一周ごとにサイクルを向上させて
継続的に業務を改善していくこと｝で、救急隊員の行う応急処置の技術性が絶えず向上する過
程に置かれ、ひいては救急医療体制全体のレベルアップにつながるのです。

　MC体制の効用の一つに、危機管理体制の面から応急処置の質的な保証が図れることがあり
ます。救急救命士のみに許された気管挿管等の処置は、指導医に連絡し、必ず指示を得てから
実施します。傷病者の身体に重大な影響を及ぼす処置を、救急救命士に行わせる権限が指導医
に託されています。救急現場の特異な状況や個別性の強い傷病者に対して、救急救命士が自信
を持って応急処置が行えるのも、指導医の医療に対する絶大な権限が背景にあるからです。指
導医は現場の救急隊にとって一番の支持者、理解者でもあるのです。

（相互に信頼し合う）

　また、応急処置の過誤・過失によって救急隊の責任が問われるような場合には、指導医も当
然に関与せざるを得ません。このように極めて重要な役割を担いますので、平素の諸活動を通
して両者の関係を強固なものにする必要があります。

　遠隔にある両者が平素からコミュニケーションをよく図り、フェイス・トゥ・フェイスの関
係をなしますと、実際の活動の際、無線交信等による情報の連絡がスムーズになります。傷病
者受入れや病院実習等で指導医として勤務する院内の医師から観察、手技の指導を受けたり、
自らの疑問点を質すなど両者間で意思疎通を図る、このことが実際の現場活動での連携に役立
つのです。

　救急医療体制下では、各構成員が与えられた役割をきちんと果たさなければなりません。そ
のためには指導医が全体の調整、指導役としての責任を持ちますが、傷病者や救急現場の状況
に応じて助言を求めるなど、救急隊の活動に積極的に関与させることが大切です。

－ 103 －

4　安楽な場を提供する

（救急自動車内の環境）

　ストレッチャー上に横になり救急自動車で医療機関へ搬送されること自体、当の本人にとっては極めて特異なことです。救急隊との関わりを初めて救急自動車に乗りましたよなどと、さも自慢げに話す人がいます。もちろん初体験に対する物珍しさもありますが、救急自動車の特異的な環境への強いインパクトを覚えてのことだろうと思います。

　車内の環境空間は、傷病者をできるだけ安楽に搬送したり、処置が迅速、正確、安全にできるような「リビングエリア」と「ワーキングエリア」の2つの機能を併せ持ってデザインされています。ここでは、医療機関へ到達するまでの間、傷病者の不安を少なくして、安楽でいられるような場をいかに提供するかについて述べてみます。

　まずは、救急自動車内の環境についてです。F．ナイチンゲール※のクリミア戦争での体験をまとめた「看護覚え書」には、看護を単に与薬やペップの貼り方などの治療行為だけで捉えるのではなく、以下のような幅広い考え方を示しています。

　「治療のほかに本当は、新鮮な空気、光、静けさを与えること、そして食事を正しく選択し管理すること、すべての患者に対してその生命力の消耗を最小限にするよう働きかけること－－－」であり、その具体的な内容は、「看護とは、健康を回復し、または保持し、病気や傷を予防し、それを癒そうとする自然の働きに対して、できる限り条件の満たされた最良の状態に私たち人間を置くことである」とし、病院の建築、環境衛生への改革、清浄な空気、採光、換気などの改善活動をまとめ上げています。（下線は筆者による。）

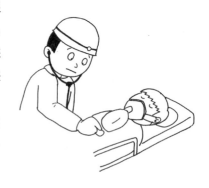

　救急自動車とて同じです。医療機関到着までの間、救急自動車内での応急処置、保護管理のために、最適な室内環境を整えて、提供してやらなければなりません。

（居住性）

　居住性についての構成要件を述べてみます。静けさ、清潔、温度などの居住性のよさは、その人の感覚で捉えられ個人差がありますが、救急自動車利用の公共性、公平性の観点から、誰もが快適に感じる状態で提供しなければなりません。また傷病者の意識の有無にかかわらず、できるだけ不快感を与えないような環境作りに最大限の配慮が必要です。

　F．ナイチンゲールは、看護が注意を払わなければならない最初で最後のこと、傷病者にとって欠くべからず第一のことに換気を挙げています。この換気の概念としては、外気との交換で

IV 行　動

あるとともに、傷病者にとって好ましい室温、すなわち傷病者が呼吸する空気から傷病者を寒さがらせないことと、外気と同じように清浄に保つこととしています。呼吸器系に刺激を与えるような寒冷気は、ヒーター装置により適正温度を維持できますが、特に密閉された車内では、体臭、血液、ガソリン臭や湿気が滞留しがちです。これが車内の壁、カーテン、毛布等に染み込み、さらに臭いの発生源になり、臭いのサイクルができてしまいます。救急活動終了後、あるいは出場途上に短時間、窓を開ける、ファンを作動することで簡単に解消されます。

また、人は皮膚、呼気から常に水分を蒸散させます。特に発汗、発熱の傷病者は水分排泄量が多く、これらは衣類や毛布等に吸収され湿気を帯び、すぐに腐敗し始め異臭となり、他人に不快感を与える大きな原因です。この異臭を芳香性消毒剤等で紛らわすという姑息な改善策を取るのではなく（芳香剤を用いて悪臭を感覚的になくすマスキング法では、悪臭を放つ物質は変化せず、臭いが芳香剤で紛れるだけで、悪臭物質はそのままなので根本的な解決にはならないとされています。）、取り扱う傷病者ごとに毛布やシーツを替えるなどのきめ細やかな配慮が必要です。

（清潔）

次に清潔の保持についてです。壁やカーテンに呼気、汚物、血液等が染み込み、シミや異臭の原因となります。汚れは視覚的に強く不快感を与えます。上述したように換気を頻繁に行い、シミ等の原因を排除するとともに、定期的、あるいは使用後には、壁の清拭、カーテンの交換を行います。清潔なくしては、換気の効果も十分に得られません。

土足のままで車内を乗り降りするために、極端に床が汚れることは、現場で活動する救急自動車にとっては避けられないことですが、短時間とはいえ身体的機能の低下した者を管理する環境としては極めて特異的です。汚れは視覚的な不快感だけでなく、特に冬場は暖房の対流により室内が乾燥して埃が舞い上がりやすく、呼吸器系の傷病者に少なからず悪影響を及ぼすことが考えられますので、活動が一段落した段階で速やかに床面の清拭等を実施し清潔を保つようにします。

病棟の床の消毒に関する実験では、消毒剤を用いてのモップがけで十分に床上の微生物の99％を除去できますが、ヒトの出入りがあると再汚染は急速に進み、1～2分の間に元の菌数に戻るとしています。活動を終えるたびに絶えず清潔を保たなければならないゆえんです。

感染症の疑いの有無にかかわらず不特定多数の者を搬送し、傷病者の安全、衛生を維持しなければならない救急自動車が有する公共性の観点から、車内や積載品を常に清潔に保つようにします。消毒等により感染源を遮断し、傷病者はもとより同乗する家族等の不安を解消するもので、救急活動上、極めて重要なことです。

（振動）

走行スピード、悪路などの道路状況による車内の振動は避けられません。しかし、スピード

－ 105 －

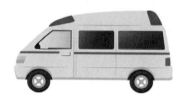

図14　救急自動車の環境空間

活動性
・資器材の配置
・傷病者の位置
・救急隊の位置
・照明、振動

居住性
・換気、室温、湿度
・清潔（埃、汚、臭い、細菌）
・照明、振動
・振動、騒音

を減じることで振動そのものを少なくできます。振動は人体の内部臓器にも伝播します。多くの人が経験しているように、悪路を走ると胃腸内圧に影響を及ぼし嘔吐や吐き気を催しますので、特に胃内容が充満している際には、スピード、振動、急ブレーキ等に注意しなければなりません。

現在、救急自動車には担架の防振装置が導入されていますが、いずれにしろ過度のスピードが振動発生の第一原因となりますので、適正な速度と路面状態に応じた運転対応に心がけることです。種々の制約等から救急自動車の環境設定条件は病棟と大きく異なりますが、苦痛や身体的機能の低下をきたした傷病者に対し、できる限り最良の環境条件を提供することは、傷病者を管理する者の責務です。

物理、化学的な側面から救急自動車内の望ましい環境を述べました。まずはベースとなる居住性を確保することで傷病者の心が休まり、さらに医療機関での受診に対する不安が和らぐようになります。傷病者とのコミュニケーションも、このような最良の環境が提供されてこそ確立できるのです。

「Ⅰ　救急隊の現場活動、(2)医療機関搬送」でも述べていますが、なぜ救急隊が医療従事者の一員として現場から医療機関への搬送を担っていくのか、今一度、その意義を十分認識しなければなりません。

※フローレンス・ナイチンゲール
　イギリスの看護師。クリミア戦争（1853〜1856）において兵舎病院での死者は、大多数が傷ではなく、病院内の不衛生（蔓延する感染症）によるものだったことから、病院の居住性の見直しを説き、患者のがわに立ち野戦病院の改革を行い、わずか数か月で死亡率を半減させたといいます。病人を救うのは適切な衛生と栄養と投薬、休養であることが再認識され、ナイチンゲールは史上最初の看護専門書「看護覚え書」を書き上げた。看護師を「白衣の天使」と呼ぶのは、ナイチンゲールに由来します。

Ⅳ　行　　動

5　危機に介入する

（家族の様々な反応）

　救急隊は終末期の傷病者、暴力行為、乳幼児突然死症候群（SIDS）、自殺、殺人など、活動現場の様相が普段とは大きく異なる場面に直面することがあります。突然に訪れる死、それは今まで自分と一緒になって元気に社会生活を営んでいた人への思いもよらぬ出来事だけに、家族や友人に大きなショックを与えます。

　あえてこのような場面を危機的な状況として捉え、突然死の場面における対応要領等について述べてみます。

　突然死に対する家族等の情緒的な反応として、次のようなものがあります。

① 否定：今日の朝、夫はあれほど元気に会社へ出かけたのに。絶対起こり得ない。

② 罪悪：息子にオートバイなんか買ってやるんじゃなかった。

③ 悲しみ：「なぜ、なぜ、－－－」とヒステリックに啜り泣き続ける。

④ 他人や死んだ人、さらには救急隊に対する敵がい心と怒り：何故、天気の悪い日に海なんかへ行くんだ。

（救急隊の一般的な反応）

　情緒的、あるいは身体的な反応は、突然死の後に起こる悲しみ等の一局面で、何も特別なことではなく、誰もが示す一般的な反応であると認識しなければなりません。というのは、突然死に対し救急隊にも次のような反応が起こり、きちんと対応しなければ、救急隊自身がストレスになり心身の異常をきたしかねないのです。

① **自分自身に対する虚無感**：なんで、あんな簡単なPVC（期外性収縮：Premature Ventricular Contraction、心室のある部分から刺激が起こって、心室が独自に収縮するもので、波形は特徴的で分かりやすく、頻発すると重症不整脈に移行することがある。）の判読を見落としたんだ。

② **葛藤**：A医療機関ではなく、きちんと静脈路確保をしてB医療機関へ搬送すればよかった。

③ **罪悪感**：あの傷病者には薬剤投与をしたほうがよかった、救急隊がもっと早く到着できていたならば。

④ **傷病者に対する怒り**：なんってばかげたことを、そんなにスピードを出して。衝突なんかしないのに。

　このような状況や記憶を一刻も早く自分の中から消したいと思っているにもかかわらず、なかなか消えない場合に、投影（自分自身の中に受け入れがたい不快な感情を、自分以外の者が

－　107　－

持っていると錯覚すること）や、否定（不安や苦痛を生み出すような出来事から目をそらし、認めないこと）の形を取ります。これは“自己防禦メカニズム”の一つです。さらには、突然死を取り巻く記憶が呼び戻り（フラッシュバック）、悪夢を抱いたり、睡眠障害に陥ることがあります。これも、まったく正常なことで一般的に時間とともに消えて終結します。突然死への遭遇によって生じ、突然死に対処するために備わっている能力なのです。

　特に、若い救急隊が突然死に介入する際に悲哀や絶望感が生じることがあり、このような自らが抱く感情に対して自己防禦メカニズムが働きます。例えば、「救急隊が到着するまでの間に、周囲にいる人が応急手当の講習を受け心肺蘇生やAEDの処置をすれば、彼は絶対に助かっていたのに。そうすれば残された子供もかわいそうな目に会わなくて済んだのに」、など周囲の人に対する敵愾心や怒りに似た不快な気持ちを抱きます。

　また、胴体の離断や脳実質の脱出を目の当たりにして不快を感じる、死亡者や死期の迫っている人に対し不安を感じることは、まったく正常です。このような感情は、感受性のある人なら誰もが抱き、特に自分の能力をケガや病気で困っている人を助けるのに役立ちたいとの思いや、深い慈悲心を持ち合わせている救急隊は、なおさら強いのです。

　強い慈悲心、責任感を持ち合わせているだけに、悲しみに苛まれ当惑したり、恥じるのではなく、危機介入の事例を経験することで自分自身の反応を理解する機会を増やし、自分の感情をどのようにコントロールするか、そのノウハウを身に付けるべきです。

（家族の理解）

　自分自身の感情を理解しますと、救急隊と同じように不安を抱いている傷病者等の感情をも理解できるようになり、現場で極めて適切な対応が取れるようになります。特に対応が難しいのは、家族が社会死を認識しておらず、医療機関への搬送を期待して救急要請をする現場での対応です。突然の出来事に対し、第三者によるコントロールが極めて難しい情緒的な反応を示します。家族の関心はまさに傷病者がどのような状態になっているのか、助かるのかどうかなど、病態、予後に関することで頭が一杯になり、救急隊の言動をしっかりと受け止めることができる状況にはないのです。

　このような状況の中で相手に理解させるためには、どうすればよいのかを考えなければなりません。

① 　家族が同情を求めてくる場合には敬意を払い、家族の誰かが傷病者に付き添っていたい、あるいは、一人にしておいて欲しいと望む場合には、その願いを聞き入れるようにします。

② 　否定の反応を示している人と議論したり、容認することを促してはいけません。否定は起こったことを容認し、受け入れられるようになるまでの時間を作るための自己防禦メカニズムで、無意識のうちに不安や緊張などの不安定な状態から抜け出し、安定させて自分を守ることです。

③ 　親族が近くにいる場合、死に至った原因や結末、死生観などについての議論を避けます。

Ⅳ 行　動

癌のような不治の慢性疾患の場合であっても、親族に対し死は避けられないものであるなど
と論すのは、現場での救急隊の役割ではなく医師が時間をかけて説明するものです。

④　いかなる時でも人格的な態度を維持するようにします。自分の感情をコントロールし、最
大限の努力でもって助けてあげようという態度を示します。自分の任務を落ち着いて、てき
ぱきと実施しなければなりませんが、隊のきびきびした態度が粗野、事務的だとの印象を与
えかねませんので、傷病者等に最大限の関心を示してやり好印象を与えるように努めます。

　傷病者の死に対する家族の情緒的反応である“怒り”が救急隊に向けられることがあります
が、これをまともに受けて反論しないようにしなければなりません。家族に対し「お気持ちは
よく分かります。仕方ないことですよ」など、死を容認し相手の感情を理解したかのような言
い方によって、火に油を注ぐような状況を招いたケースがありました。
　救急隊が対応している家族は、平素と異なり情緒的にもベストの状態でないことを強く認識
し、プロフェッショナルとしての行動規範のもと、冷静に対応することが求められます。

6　先を読む

（一呼吸おく）

　救急活動は時間との勝負です。隊員同士のやりとり、傷病者への処置、家族への対応、指令センターとの交信など、救急活動は多くの局面から構成されていますので、予め手順を決め定石通りにやることが基本となります。そのためには、定型的な行動、任務をできるだけパターン化しておいたほうが、実際の場面で"抜け"を少なくすることができます。

　平素の訓練によって修練された救急隊のテキパキとした一寸の無駄もない行動は、はた目から賞賛を得られことのほうが多いかもしれません。隊長、各隊員の役割が決められ、隊長の指示のもとに統制の取れた一糸乱れぬ動きができるのも、日々の訓練による賜物以外の何物でもありません。

　しかし、このことは裏を返すと、救急隊の行動が余りにも事務的で、やらなければならないことを淡々とやっているに過ぎないと捉えられかねません。救急隊は3名で対応するだけに、どうしても救護力、活動力が劣勢にならざるを得ず、定型的な行動パターンに固執してしまいますと、わずかな変化や自分の分担以外のことに目が行き届かなくなります。また、あまりにも場当たり的な判断をしますと、途中での修正が難しく最後まで尾を引いて、適切な活動ができなくなります。これがダイナミックな現場で行動することの難しさでもあります。

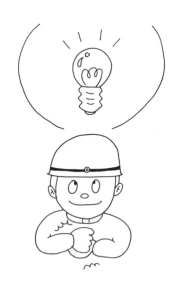

　「Ⅳ行動、2チームを作る」で、自ら行動しながら判断し、それを即行動に移さなければならないと述べましたが、脱兎を追うかのごとく、いきなり弓を放つのではなく。全体の状況をよく確認し行動を開始する前に一呼吸おいて、「これと、これを」と判断項目を2、3思い浮かべてから行動に着手したほうが全体的に余裕が出てきます。

（きちんと対応する）

　ある訓練時の光景です。搬送中のストレッチャーを模擬の門柱にぶつけて倒してしまいました。訓練制限時間を気にしてか何の措置も取らずに、そのまま見過ごしたままです。実際の場面なら、隊員の受傷、傷病者への影響、資器材の破損、あるいは工作物への被害が出てくるかも知れず、きちんと対応すべきなのです。この1件でおそらく隊の評価は低くなります。ならば訓練の審査項目とは異なりますが、しっかりと事故事案に対応したほうが、ある意味で賞賛を受けるかもしれません。これも救急隊長が、これまで何日も同じ訓練を繰り返し、その通り

― 110 ―

Ⅳ　行　　動

にやることにこだわり過ぎて、状況の変化に臨機に対応できなくなったのです。

　救急活動とは、状況への変化にいかに適切に対応するかでもあります。救急現場は、一つひとつが例外であります。それには何が変わっているのか、この傷病者、この現場の特異な点は何かを捉え、対処する方法をきちんと見極めることです。ちょっとしたことでも見落とすまいと鵜の目鷹の目で目を凝らして、「オヤ」と気付いたことを行動に移します。

　重度の傷病者は、医療機関到着のほんのわずかな時間で急激に症状が変化します。対象から表出されるものが何なのか、今の生体内でどのような変化が起こっているのか、今後の身体変化の予測は、講ずべき措置など、系統立てて先を読む力が大切です。例えば、大出血による重度のショック症状にある傷病者の体内は、呼吸状態より先に循環動態に変化をきたします。これは、組織へ酸素を供給する循環の代償が限界に達したことを表し、呼吸、脈拍が停止への方向を辿るのは必至です。このようなとき、応急処置に必要な資器材を常に手元に準備しておく、救護力を最大限に結集して隊員各自が即座に応急処置に着手できる態勢を整えておくのです。

　身体内部の変化は不確実、非科学的な要素が強いだけに、常に最悪の過程を想定しながら対応の手筈を整えます。これは、危機管理の鉄則である先憂後楽なる心がけに通じます。特に未体験の事例にうまく対応できるかどうかは、機転をいかに働かせるか、先を読んで事前に講じる方策に大きく左右されます。

7 社会死状態へ対応する

（傷病者への対応）

いわゆる社会死状態[※1]になった傷病者のもとに、救急隊が要請されることがたまにあります。この種の要請は、これまで一緒に日常生活を営んできた傷病者が何の前触れもなく急変をきたし、家族が社会通念上の死を判断できず、当然に医療機関へ搬送されて必要な処置を受けることを期待しているのです。

終末期のように家族がその人の死を予期している場合もありますが、普段通りの生活をしていた家族の容態変化に気付くのが遅れて社会死状態に至った場合には、その死を即座に受け入れるだけの心の準備ができておらず、悲嘆、驚愕（きょうがく）、混乱、呆然（ぼうぜん）、不信など極めて強い心理的な反応を示します。

このような救急事案に対処する際には、一般的な傷病者を扱う以上に細心の注意が必要です。家族にとって数時間前まで一緒に生活を共にした最愛なる者の死だけに、救急隊が事務的に社会死状態を判断し、仮に粗雑に扱うようなことが、あってはなりません。

仰臥位になった傷病者を引き起こし背部の死斑[※2]を確認した後、急に手を離すと身体が勢いづき回転しながら元に戻る、あるいは筋緊張のない四肢を持ち上げて急に離しますと、どさっと音を立てて周囲の家族が、びっくりすることがあります。関節部の硬直を確認するために、無理に手足を引き伸ばすような稚拙な扱い方も絶対に避けます。

また床上を引きずりながら傷病者を移動させる様子は、まかり間違うと丸太や冷凍マグロの取り扱いに重ね合わせてイメージされかねません。しっかりと布担架等を活用して、生体と同じように対応します。背中の死斑を確認する際に外した衣類のボタンも、きちんと元通りにするなど、物を扱っているとの印象を与えないよう細心の注意が必要です。観察を終えたならば傷病者を仰臥位にし、両手を体側に添え毛布をかぶせ、一礼をしてからその場を去るなど、いくら礼を尽くしても、し過ぎることはないのです。

（家族への対応）

現場で話す内容についても余程、配慮しなければいけません。例えば、顔面銃創等の傷病者は、見るに堪えないほどの形相をしています。このような場合、観察時や家族に傷病者の社会死状態を説明する前の救急隊同士の会話で、「これは完全に死んでいるな」「手の施しようがないな」「搬送の対象にならないな」などの言葉が出かねません。外見だけでもって傷病者の搬送、あるいは救命の可否等を即断、推測する素人的で軽はずみな表現を強く戒めるようにします。

尊厳ある人の死を判断するには、いくら慎重になり過ぎても他人のとがめを受けるものでは

— 112 —

Ⅳ　行　動

なく、反対に死亡判断に対する誤った観念そのものは、自分だけを満足させるに過ぎないのです。死んでいることを受容しかねている家族を悲嘆、混乱などの、さらに極度の心理的な反応に追い込みかねません。

　また、家族を慰めないといけないという思いが強く現れ、無理に言葉を探し苦し紛れに「あなたの悲しいお気持ちはよく分かります」と言いますと、かえって家族の心情を全然理解してないと受け止められかねません。家族に死亡原因、機序を分かるまで説明する、あるいは激しく議論することも避けなければなりません。悲しみ、狼狽などの初期の情緒的な反応を示している状況の中で、家族はもっぱら死亡した者に対して強い関心を持ち、救急隊の言動に傾注する気持ちの余裕を持ち合わせていないのが一般的です。

　終末期のように自ら死期を受容している者に対しては、家族は悔いを残さないよう、温かいいたわりの気持ちで精一杯尽くしており、段階的に気持ちの整理が行われ、死を受け入れて満足することのほうが多いです。段階的な気持ちの整理がされない状況では、「なぜ病院へ搬送してくれないのか？」など、詰め寄られることがあります。このような言動に「お気持ちは分かりますが、でも現行の救急体制では、このような方は搬送の対象にならないのです」と対応しますと、「このような方とはなんだ、家族の気持ちなんか全然分かっていない」と反対に凄まれてしまいます。彼らが死を受け入れるようになるまでには、かなりの時間がかかります。家族の気持ち、心情を慮りながら、あくまでも冷静になって説明するしか方はないかもしれませんが、いずれにしろ信念を持って対応するのです。

（不搬送時の対応）

　社会死状態を確認した後、不搬送の事由を十分に説明せずに現場を即引き上げないようにします。時間的な余裕があるならば、傷病者の状態と救急隊の取る措置について詳細に説明しながら、傷病者の死を少しでも受け入れられるようにしてあげます。特に子どもの死のように、保護者が計り知れないほどの極度の悲嘆、混乱をきたしている場面で救急隊が社会死状態を判断して現場を引き上げる、これはかなり勇気の要ることです。

　その場で保護者の悲しみなどの情緒的な反応を減少させるのは、救急隊の及ぶべくもない力量とかなりの時間を要し、事後に精神的なストレスとして重くのしかかることが大いに予想されます。できるだけ医療機関へ搬送したほうがよいと個人的には理解しています。子どもの死に対する保護者の悲しみ等への対応は、専門家である医師に任せたほうが保護者や救急隊にとっても望ましいのです。

※1社会死状態

　頸部または体幹部の離断、死後硬直、死斑のいずれかが認められる場合は、一見して明らかに死亡していると判断でき、これを社会死状態といいます。このように既に死亡している場合は、消防の目的からみて、"軽減すべき被害" がないことになりますので、原則として

－ 113 －

救急隊の搬送対象とはしません。

※2 死斑

　心停止後、血液循環が停止しますと、血管内の血液は重力に従って下方にたまります。仰向けになっている場合には、背面側に紫青色の死斑が見られます。

コラム　　記録に残る最初の人工呼吸

　17世紀前の旧約聖書列王記第4章のなかに、預言者の口対口によって少年が生き返った救命事例が記載されています。

　子供の母は言った。「主は生きておられます。あなたも生きておられます。私はあなたを離れません」。そこでエリシャはついに立ち上がって彼女の後について行った。ゲハジは、彼らの先に行って、杖を子供の顔の上に置いたが、なんの声もなく、生き返ったしるしもなかったので、帰ってきてエリシャに会い、彼に告げて「子供はまだ目をさましません」と言った。

　エリシャが家に入って見ると、子供は死んで寝台の上に横たわっていたので、彼は入って戸を閉じ、彼ら二人だけ内にいて主に祈った。そして、エリシャが上がって子供の上に伏し、自分の口を子供の上に、自分の目を子供の目の上に、自分の両手を子供の両手の上にあて、その身を子供の上に伸ばしたとき、子どもの体は暖かになった。

　こうしてエリシャは再び起き上がって、家の中をあちらこちらと歩み、また上がって、その身を子供の上に伸ばすと、子供は7たびくしゃみをして目を開いた。

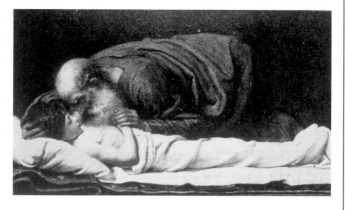

Ⅴ 相互作用

1 **コミュニケーション**
 (1) 関係を作る
 (2) 理解する
 (3) 不安感を解く
 (4) 名前を呼ぶ

2 **言葉を洩らす**

3 **乱暴な言葉を使わない**

4 **難解な専門用語を使わない**
 ―救急隊の使用する「言葉」―

5 **高齢者と話す**

6 **子どもと話す**
 ―傷病者等が発する「言葉」―

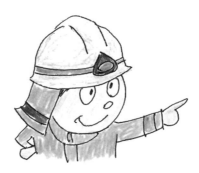

1 コミュニケーション

(1) 関係を作る

（コミュニケーションを成立させる）

　初対面の場合、本心が明らかでなくても気軽に話せる相手かどうかを、一般的には最初の見た目で判断します。気の良さそうな人ですね、あるいは、なんとなくとつきにくそうだとか、第一印象が重要なポイントになり、それがイメージとして残ってしまいます。

　時間をかけるに従って、お互いが次第に胸襟を開いて話すようになりますが、救急活動では傷病者に会って医療機関の医師に引き渡すまでの極めて短い時間で、お互いのコミュニケーションを成立させなければなりません。一旦、快くない印象を相手に抱かせた場合、払拭するのは難しく、医療機関到着までの短い時間の中ではなおさらです。

　救急現場では、処置に必要な情報を一方的に聞き出すだけでなく、傷病者の思っていることを、いかに表現させるかが重要になります。相手が心を開いてくれるような状況を作り出す、すなわち傷病者との新たな信頼関係を作ることにより傷病者の気分を落ち着かせ、その後の対応を容易にします。相手に受け入れられていると感じますと、自分が抱えている様々な問題点をあからさまに話してくれて、さらに強い信頼関係が出来上がってきます。

　話すときに重要なことは表情の表し方であり、その基本は目にあります。目尻のラインが若干下がった笑い顔、目尻が下がり眉間に皺を寄せた怒りの顔、めそめそした悲しい顔、目は口ほどに物を言うと例えられますが、身体の中で最も剥き出しの状態になっている顔で喜怒哀楽の感情を表現します。傷病者は救急隊に助けを求めて、早く医療機関へ連れて行って欲しいと、切実な願いをしているのですから、後は任せておきなさいと、相手に安心感を与える優しさと自信に満ちた態度でなければなりません。

　また、良きにつけ悪しきにつけ、救急隊の何気ない言動で、傷病者等に精神的な喜び、あるいは悲しみなどをもたらします。医療機関到着までの極めて限られた時間の中で傷病者のよき聞き手となり、温かな思いやりある誠実な態度で接することが傷病者の励みになり安心感を与えます。この作用は、"救急隊の治療的役割"と言えるかと思います。そのために傷病者の救護をする救急隊が保持すべき最も望ましいコミュニケーション態度を具体的に考えてみます。

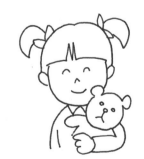

　まずは、傷病者へのアプローチの仕方です。

① 目線を合わすような姿勢を取る。

　　できるだけ傷病者に近づき、注意をそそぎやすく、話を交わしやすく、威圧感を与えない

姿勢を取ります。横になっている場合には、少し前かがみの姿勢を、座っている場合は、同じように座って対応するというように見下ろすのではなく、目線が相手と同じ位置になるようにします。

② 自分の名前、あるいは所属隊名を先ず始めに名乗る。

　これは非常に大切なことです。「中央消防署の救急隊、窪田です」と最初に自分の身を明かすことが、相手への近づきの証しで先に相手に敬意を払うことになり、一日千秋の思いで救いを求めている傷病者に安心感や信頼感を与えるものです。

　傷病者や家族は不安や警戒心、さらにはこんな真夜中に救急隊を呼んで申し訳ないと気詰まりを感じ、緊張しているときもありますが、活動がスムーズに行えるかどうかは、この緊迫、あるいは沈滞ムードを解き、両者の信頼関係をいかに早期に成立させるかが鍵となります。

③ 常に傷病者とのアイコンタクトを維持する。

　絶えずアイコンタクトを維持し、傷病者の目を自然に見つめます。これは傷病者に関心があり、傷病者の言うことに注意を払って軽く促していることの証しであり、傷病者の自尊心を満足させることにもつながります。

　当然ですが、傷病者にはやさしく接し、救急隊の持てる救護力の全てを目の前にいるあなたに傾注してあげますよ、救護の責任があり身を委ねても安心ですよ、など親近感を目でもって分からせるようにします。

④ 傷病者の正しい名前と使うようにする。

　「おじさん」「奥さん」というような呼び方をしないように注意しなければなりません。子どもには「さん」「君」付け、さらに小児は「ちゃん」などを使用しますが、それ以外には、救急隊が相手をしっかりと把握し、関心を示していることにもなるよう「田中さん」付けで呼ぶようにします。

　安心感を与えるための動作には、軽く手を握る、肩に手をやるなどの思いやりを示すことが精神的ケアーとして心休まり、また、できるだけリラックスできるような気遣いをすると、会話に集中できるようになります。傷病者との望ましい関係を作るための方法を、いとも簡単にやすやすと述べてみましたが、普段、人を知ることがそれほど簡単ではないことを誰もが実感しています。

　しかし、日常の友人関係とは異なり傷病者と救急隊の関係は、救急隊に救護して欲しいという強い目的意識を持った傷病者であり、そのためには彼らの心の内までを読み取るような積極的な姿勢が必要なのです。医療機関到着までの極めて短い時間しか持ち合わせていませんからこそ、このような救急隊側からの意図的なアプローチが欠かせません。

(2) 理解する

（言葉は薬の作用をする）

　コミュニケーションとは、お互いの気持ちを投げ合い、それをしっかりと受け止めることで、キャッチボールに例えられます。話し手の意図が相手に理解され、反対に相手の気持ちを充分に汲み取ることが救急現場でも求められます。情報の交換を行うには、共通の認識に立ち、語りかけを積極的に行うことが大切ですが、意識障害がある場合に相手からの反応が得られないからとの理由で、黙々と処置や活動に専念しているほうが多いのではないでしょうか。

　「鈴木さん、これから吸引しますよ、口を大きくあけて下さい、大きく咳をしてください、苦しくないですか、………… はい、終わりましたよ、楽に呼吸ができるようになったでしょう」、看護師が意識のない患者に対して絶えず語りかけている光景を医療機関でよく見かけます。親は生まれたばかりの何も分からないわが子を抱いたり、なだめたりしますが、実はこれが神経系統への刺激となって心身の発達を促進しているというのです。

　これと同じように看護師は、意識のない患者に対し刺激を与え続け、植物人間化の進行を阻止しているかもしれません。それ以上に、患者からの反応を聞き取れるようになるまでに、プロフェッショナルとしての感性が、研ぎ澄まされているかもしれません。傷病者の置かれた状況は救急現場と医療機関内では異なっていますが、傷病者への接し方は、いささかも変わるものではありません。

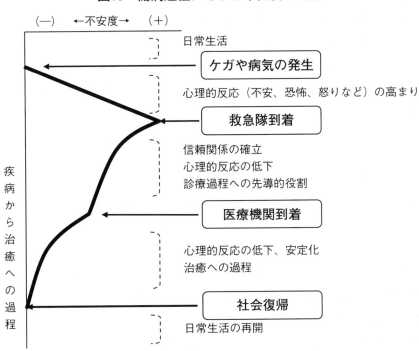

図15　傷病過程における不安度の変化

― 119 ―

お互いに触れ合う数十分間の短い時間の中で、会話により信頼関係を作り上げることは、医師に提供できる具体的な情報が聞き出せるように、なるばかりではありません。これから先、医療機関でどのようなことが行われるのか傷病者の不安は募る一方ですが、病院前救護の段で救急隊との信頼関係が築き上げられますと、その不安がいくらか解消され、医療過程にスムーズに入っていく、きっかけにもなります。救急隊のコミュニケーションは、治療の効果をもたらしているかもしれません。まさに"言葉の薬、治療的コミュニケーション"なのです。

コミュニケーションの際に、救急隊のほうで配意すべき点をいくつか挙げてみます。

① よく話を聴く。

相手を理解するためには、まずその人の話に耳を傾けるだけでなく、心で"聴く"ことです。「聴」という文字を分解しますと、「耳」+「目（縦にすると）」が「心」になるそうです。まさに言い得て妙です。傷病者は自分の苦しみ等を必死になって訴えていますので、無心になって聴き取る温かな態度を示してやります。

反対に、コミュニケーションを崩壊させる原因の一つに、一方的に自分の判断を押し付けることが挙げられます。緊急の場面では誰もが不安を抱いており、自らが弱音を吐きたいという気持ちがありますが、その際、「心配ありませんから、頑張って」と励ましに似た言葉をかけることは、相手をありのままに認めず、理解しようとしない態度を表しているのです。これではコミュニケーションを完全に遮断することになります。相手の不安な感情を表現させ少しでも落ち着かせるためには、まずは救急隊がよき"聴き役"に徹しなければなりません。

② 傷病者が理解できるレベル、内容でコミュニケーションを図る。

常にゆっくりと明瞭に話すように心がけます。傷病の発生により身体的な苦痛だけでなく、心理的動揺を起こした傷病者の状態をよく見極めて、伝わるように話さなければなりません

特に、高齢者、聴覚障害者は耳が遠いので救急隊の言うことを理解できないなどと十把一絡げにせず、相手の反応を見ながら徐々に声を大きくするなどの工夫をします（「Ⅴ相互作用、5高齢者と話す」を参照のこと）。決めてかかると単に不快感、恐怖感を与えるだけです。救急隊が気にも止めずに使っている一般の人にとって難解な言葉については、「Ⅴ相互作用、4難解な専門用語を使わない」の項で述べています。

③ 虚偽でなく事実を告げる。

安易に傷病者との信頼関係を得ようとして嘘をつくよりも、言いたくないことを素直に告げたほうがよい場合があります。例えば、症状から重症であると判断できるにもかかわらず、「診てもらえば直ぐに治る」などと告げるのは、観察・判断の結果を歪曲して告げる好ましくないケースです。事実と反することを告げると救急隊に対する信頼が壊れるばかりでなく、何よりも救急隊自身が自己嫌悪に陥り自信をなくしてしまう事態になりかねません。

傷病者が全てを告げてくれるとは限りませんが、救急隊に救護を求めており、問題を解決するためには、できるだけ協力したいという意識のほうが強く、聞かれたことには事実を答

V　相互作用

えてくれるものです。自らが正しく質問しますと、傷病者からも正直な回答が得られます。

④　意見を避ける。

　救急業務の目的は、信頼関係を築くためのコミュニケーションを主体とした相互作用によるスムーズな救護、医療機関搬送です。意見を戦わせて相手の認識を改めさせるために、現場に来ているのではないのです。言い込めるたり褒めちぎることをせずに、とにもかくにも傷病者を支援してやることです。

⑤　自分の話している内容に注意する。

　ケガや病気をする前までは、当然に人の話す内容について高く認識し理解できていた傷病者等が、救急場面では感情的な高ぶり、不安、悲しみ等を抱き、会話の一部しか聞かない、あるいは重大な誤解をして、後日、救急隊の言動についてクレームが寄せられことがあります。相手にどのように理解されるかを常に念頭に置きながら、話の内容を吟味します。

⑥　救急隊自身のボディランゲージにも注意する。

　腕組みをしたまま話を聞く、にやけた顔付きをする、軽々しくうなずいて聞き流しているかのような素振りを見せる、このような不快感を与えるようなジェスチャーが横柄、高圧的、事務的であると誤解されますので、厳に慎むようにします。

　非言語的なコミュニケーション※は相手に強いインパクトを与える要因となりますので、言語コミュニケーション※との調和を取りながら接しなければなりません。

※1言語的コミュニケーション

　言葉を使って相手と会話することをいい、この場合、発信者の出した言葉の意味と発信者の心情が相手に伝わります。

※2非言語的コミュニケーション

　言葉は使わなくても、ジェスチャーや合図等で相手に発信者の心情を伝えるものです。

(3)　不安感を解く

（不安感を与える言葉の類）

　経験の浅い救急隊員が侵しやすいミスの一つに、不適切な会話があります。その原因に傷病者等がどのような心理的状況なのかを十分に理解をしない、あるいは、伝える内容を十分に斟酌せずに話をすることが考えられます。当然ですが、明らかに間違ったことを言ったり、間違った言葉を使うことは、傷病者等を不快な思いにさせたり、不信感を与えるだけでなく、傷病者の病状をも悪くしかねません。

　傷病者等はケガや病気が発生しますと、普段は気にしないような細かなことまでを敏感に感じ取り、ものすごく神経質になっています。このような場合、何を言ったか、どのように言ったかだけでなく、どのように理解されるかにまで配意しなければなりません。

－ 121 －

平成20年6月、死者7名、負傷者10名を出した秋葉原無差別殺傷事件、血まみれで動かないケガ人を懸命に蘇生処置を施す場面を遠巻きに傍観する人たちが、人垣の中で携帯電話をかざして現場を撮影する光景は、非常にショッキングでした。新聞に「すごいの見ているんだよ。血も撮れたかも。いますぐ送るね」「倒れているところ見たよ。ブログに載せようか」、こんな会話が掲載されていました。

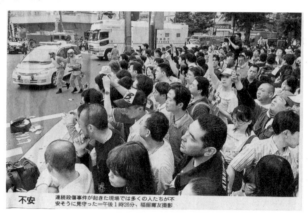

連続殺傷事件が起きた現場では多くの人たちが不安そうに見守った＝午後1時26分、福留庸友撮影

　「ああ～、足が折れてぐちゃぐちゃになっている。大変だ」「これは、もうダメだ」、救急隊も凄惨な場面に遭遇するとき、類例の言葉を発しかねません。ちょっとしたしくじりや驚きの際に思わず発する「あっ」だけでも、傷病者を不安に陥れるには十分意味合いを持ちます。これを横たわっている当人が聞いたら、どのような気持ちになるか想像してください。ケガや病気をした人の痛みを全然理解しない、できない、救急隊としてあるまじき言葉なのです。
　また、声の調子は適切な活動を行う上で重要な鍵になります。特に混乱した場面を統制する際、ついつい声を荒げ叫び声になりがちです。これは単に混乱を増長し、救急隊からの協力の申し出なんか絶対受けませんよ、という思いにさせるだけです。まずはパニックに陥らずに平静さを装って対処しなければなりません。典型的な例が、大イベントの際に交通統制をするＤＪポリスからの拡声です。まさに、声の調子といい、音量といい、聞いている通行人に思わず自らの行為を振り返えらせてくれます。

（心かよう言葉づかい）
　また、重度のケガを負っていることを本人が認識しているにもかかわらず、いきなり場面に直面すると思慮分別に欠ける言葉を発しかねません。例えば、破損した新車の中で、ダッシュボードに足を挟んだ傷病者に覆い被さりながら、「安心しろ、大丈夫だ。心配することはない」と、声をかけたい気持ちに駆られることはないでしょうか。これでは、救護を行う救急隊の能力に疑問を抱かせてしまいます。
　ジィーとしておれないほどに痛い思いをしているのは当の本人です。当たり前ですが、他人の本当の痛みは知る由もないのです。自分が大丈夫でないのを他人より十分に認識しており、車のローン残金の支払いや会社の休業、さらには家族への迷惑など、心配の種は尽きないもの

V　相互作用

です。

　救急自動車の機関員（ドライバー）の経験談です。機関員は現場に到着すると車両の安全管理や搬送用資器材の準備などで、救急隊長より遅れて傷病者のもとに着くことがあります。案内役の娘さんにエレベーターの中で、傷病者である父の容態を聞かれ「大丈夫です」と答えたものの、実際にはCPA状態で、父のそばで胸倉をつかまれ泣き喚かれて往生したそうです。聞かれて無碍（むげ）にもできず、状況を全然把握してないのにもかかわらず「知りません」と言うのが憚（はばか）られたのです。このように無用な気休め的な言葉は、反対に相手を苛立たせたり、腹立たしい思いにさせるだけです。

　笑うに笑えない傷病者との会話例を紹介します。
　　傷病者：頭が痛いんです。
　　救急隊：どうして痛くなったんですか。
　　傷病者：それが分からないから、救急隊を呼んだのです。

　これは、人間ドックの胸部X線検査室での体験です。指示を受けて架台の前に立つと撮影の位置決めをするために、診療放射線技師が背後から「手を触りますよ」「腰に触りますよ」と声をかけてきます。これを無言でやられたら一瞬ドキッとします。後は「大きく息を吸って」「はい、楽にして」、たったこれだけの言葉をかけるだけですが、言葉の少なさによるぶっきらぼうな印象を微塵（みじん）も与えません。話し手の意図が伝わるかどうかは、言葉数の多さで決まるものでもありません。言葉を選んで、タイミングよく使うことです。

　傷病者が抱いている不安感、恐怖心にも気を配り、言葉をかけてやります。不適切な説明をすると傷病者の協力や信頼が得られなくなり、その後の応急処置や医療機関への搬送がスムーズに行かなくなることさえ起こりかねません。

　荀子（中国の思想家）の言葉に「人と与［とも］に言を善くするは布帛［ふはく］よりも暖かに、人を傷付けるの言は矛戟［ぼうげき］よりも深し（言葉をきちんと用いれば衣服となって身体を温めてくれるが、言葉が引き金になる傷は矛よりも深くなる）」があります。

　このように言葉の威力は功罪の両面を持っているだけに、相手の状況に応じて慎重に表現の仕方を選ぶ必要があります。救急隊の養成課程には、コミュニケーションに関する科目が設けられていないのが実態です。対面活動を旨とし、傷病者の様々な心理的反応に適切に対処しなければならない救急活動で、肝心のコースが設けられていないのは不可解です。

　傷病者の状況に応じて適切で落ち着いた温和な会話方法を学ぶことは、プロフェッショナルの救急隊として重要な要素であると筆者なりに捉えています。いくら強調してもし過ぎることはありませんが、落ち着いて親切に対応しているときの会話は、傷病者を安心させるばかりでなく、救急隊の有能さをも彷彿（ほうふつ）させてくれるものです。

⑷ 名前を呼ぶ

（関係者の方って誰？）

　「関係者」という文字、言葉が巷にあふれ出ています。例えばイベントの整理に当たる係員の首から下げる札にも「関係者」と書かれています。きちんとした任務がある者を特定するならば、明らかに担当内容を表示したほうが、対応を求める相手にも分かりやすいのではないでしょうか。

　消防法には「関係者」なる用語の定義（関係者とは、防火対象物又は消防対象物の所有者、管理者又は占有者をいう。）があります。法律用語の一つですが、非常に使い勝手もよいのです。「医療関係者」「消防防災関係者」「報道関係者」「……関係者」と接頭に付ける言葉は何でもありで、ある種の業界用語の氾濫です。

　しかし、情報提供者を示すのにこれほど曖昧な表現はなく、救急の現場でも頻繁に用いられています。おそらく火災現場での逃げ遅れや危険物の所在の有無等の情報提供者を表す消防活動でのやり取りを、そのまま持ち込んだ感が否めません。「関係者からの情報によれば逃げ遅れはない模様」「関係機関には連絡済」のように慣用的に用いられます。消防活動のように緊急性が非常に強く、情報源そのものを特定するよりも消防活動全体に影響を及ぼす緊急事案の把握・周知が優先される場合には、曖昧用語の「関係者」は、ある意味では有用です。

　翻って救急現場での光景です。例えば公園で傷病者をたまたま発見し通報した者、工事現場や会社内での同僚、警察官、家族等は、関係度合いの濃淡はあれ、総じて言えば関係者となりますが、不意に関係者と言われた当の本人は、傷病者とどう関係しているのか自分でも理解、納得できないと思います。挙げ句の果てに救急自動車に同乗させられ、病院到着までの20〜30分間、救急隊といろいろなやり取りを行い、協力の限りを尽くしたにもかかわらず、病院を引き上げの際に「関係者の方、どうもありがとうございました」と事務的に言われても、受け手の方は空々しさを感じるだけではないでしょうか。

（好意を無にしない）

　人は自分の言動に対して意識しようがしまいが、責任を持つ傾向が強くなります。通りがかりにたまたま傷病者に遭遇し救急要請を行い、救急隊が現場に到着するまで付き添い、さらに状況を説明するなど、「関係者」はそれこそ傷病者のため、救急隊のために有益な関係を維持しながら責任ある行動を取ってくれているのです。このような「関係者」を曖昧な表現でひとくくりにしてよいのでしょうか。

　実際のやり取りを実名でやることは、自分の存在が相手に認められていることを示すものです。「通報者の山田さん」「同僚の田中さん」「応急手当をしてくれた石田さん」と呼ぶだけで、救急隊との距離感が大いに縮まり、その後、絶大な協力が得られること請け合いです。言うまでもありませんが、何も救急活動の対応要領の全てが消防活動の枠に捉われる必要はありませ

－ 124 －

ん。

　自己啓発の著者として広く知られているデール・カーネギーは、人間関係の原則として「人の名前というものは、その人にとっては、この上なく優しく、またもっとも大切なひびきを持つものなのだということを忘れるな、人の名前がいったん分かると、あらゆる機会にその名前で呼びかけなくてはならない」と教えています。名前を呼ばれただけで、相手からの優しさがひしひしと伝わりと、邪険にされていないことを感じ取るものです。戦後最大の宰相といわれた田中角栄氏は、人の名前とプロフィールを頭に入れることにかけては、恐ろしいほどの勢力を傾けたそうです。万一名前を忘れたら「君、名前は……」と聞き、相手が名乗ると「バカモン！それは知っとる。下のほうの名前だ」と怒ってみせる。言われた本人は、これだけで俄然やる気を出したそうですが、精神的なつながりを強くする名前の効用を示唆してくれます。

　「物」を対象に業務を行っていた消防隊※の慣用語を見直して、これからは救急隊の働きかけに敏感な反応を示す人であることを常に念頭に置き、傷病者や周囲の同僚・家族等の気持ちを和らげ、意向に沿うためには、極めて短時間で親密な関係にあるなしにかかわらず、時折、名前を呼んであげることです。

　※消防隊
　　「救急⊂消防」ですが、消防（赤）と救急（白）とを使い分けました。

2 言葉を洩らす

（救急現場にはぼやきの種がある？）

　非常に荒っぽいやり方ですが、救急隊を要請する頻度を全国の出場件数に当てはめてみますと、一人では20年間に１回の割合になります。コンビニ感覚で利用する人があまりにも多いと揶揄されかねない当世ですが、一人が要請する回数は極めて少ないように思えます。

　救急隊を要請する本人や家族は、悲哀、不安、恐怖などの心理的な反応を示し、一刻も早く助けて欲しい、と藁をもすがる思いで救急隊の到着を待ちわびています。「たかが発熱で、こんな夜中に救急自動車を要請して」「また、あの窪田からの要請か」、言葉に出さないにしても、心中穏やかならぬ気持ちで、救急自動車に乗り込むようなことはないでしょうか。救急隊にとっては、取るに足らないと思われる軽症者への対応の連続で、自分の高度な技能が十分に発揮できないなどと、ぼやきまでもが出かねません。

　また、救急要請への不本意な気持ちが少しでも去来するならば、「チェ」と舌打ちし、表情に表したり、できるならば手短に済ませたいとの思いが、粗野、事務的な行動となって現れます。

（言葉を選ぶ）

　子供の発熱の現場に赴き、「風邪ですね」との言葉が発せられ、これが家族からの苦情に発展した事例がありました。救急隊は、「風邪でよかったですね」と安心させようとの意図ですが、受け手の家族は、「これだけ心配しているのに、たかだか風邪程度でなぜ、救急自動車を要請したんだ、というような救急隊の口ぶりだ」と受け止めたのです。また、「救急隊が到着しました。救急処置を行いますからどいてください」、観察を急ぐあまり傷病者の救護活動を行っていた人に対し、これまでの好意を無視した慇懃無礼な対応を行うことがあります。まさに傍観者をあしらっているのと同じです。手を貸すのは、別にお礼の言葉が欲しいからではありません。しかし、かけられた言葉によっては、内心穏やかではいられません。「ありがとうございました。後は救急隊が引き継ぎます」、それだけで十分なのです。

　2000年、乳製品により13,420名もの被害者を出した集団食中毒事件が近畿地方を中心にして起こりました。会見の延長を求める記者陣に対して「私は寝てないんだ」と責任者が発言し、あれだけの大惨事を起こしながら顧客に対する誠意がなく、完全に国民の信用を失墜させたのです。スーパーでは事件発生後の数年間、その会社の製品は肩身の狭い思いで申し訳なさそうに置かれている有様でした。

　お互いが苦しい状況にあるとき、思わず口から発したたわいない一言で、組織の牙城がいとも簡単に崩壊してしまいます。このような事例は枚挙に暇がありません。東北大震災では、松本復興相（管内閣）が現地入りし、岩手、宮城両県知事との会談の際、「知恵を出さないやつ

－ 126 －

V　相互作用

は助けない」「九州の人間だから（被災地の）何市がどこの県とか分からん」などと発言、さらに後任の鉢路経産相（野田内閣）は、福島視察後の記者会見で「死のまち」と発言したり、記者団の一人に「放射能をつけちゃうぞ」などと語り、服の袖をなすりつけるようなしぐさをしたことの責任を取り、２人とも就任９日目で辞任するという結末です。

　生活への不安を抱いている人たちは、冗談と受け止める精神的な余裕すらない状況に置かれており、言葉そのものをストレートに捉えるのが一般的です。本人は軽い気持ちだろうが、冗談でも決して口にしないという自粛自戒が欲しいものです。本人の責任を追及するために問責決議案を提出されて国会運営に影響が出るばかりでなく、総理大臣の任命権者としての責任も問われます。このように、言った本人だけの責任で済まされるものではありません。組織全体の問題へと発展しかねないのです。

（言葉の毒と薬）

　住民に信頼される組織は、それこそ構成員一人一人が日々の献身的な努力を長年積み重ねて出来上がりますが、組織の信頼を失わせるには相手の立場をわきまえない、一瞬のたった一言で十分なのです（言葉の毒）。一つの不協和音で組織全体のイメージが蔑まされる、まさに自爆テロのごときものです。

　言葉の効用（言葉の薬）については先に述べましたが、言葉は諸刃の剣です。また、"蟻の穴から堤も崩れる"の例えの通り、組織を破壊する大きな力が潜んでいます。人は心にないことを口にはしないものです。言葉は物事の捉え方、認識を表現するものであり、その表現の仕方は、本人にどれだけ教養、品格が身に付いているかのバロメーターなのです。

　まして傷病者や家族の前で決してジョークを口にすべきではありません。受けを狙ったジョークは軽率そのものです。搬入された傷病者に、「いいな、美人の看護師が注射をしてくれて」と口にし、物議を醸した事例がありました。平素の活動を通して頻繁に顔を合わせている看護師に友達感覚で話したのですが、お互いに立場の異なる者同士では、ことさら一線を画し礼儀と節度をきちんと尊ぶ態度が必要です。人の生命に関わる状況を子供のままごとのごとく捉えたもので、相手にとっては、決してジョークで済まされないのです。

患者に希望を与える医師の言葉　朝日新聞　声Voice　平成28年8月29日

　人間ドッグで、重い肺の病期が見つかった。病院で診察を受けたら、つらい治療が待っているという。ショックだった。追い討ちをかけるように、医師は言った。「あたな、きちんと規則正しい生活をしている？」。その言葉に傷つき、家に帰って泣いた。親の介護で無理をし、倒れそうになることがままあった。

　セカンドオピニオンを求めた。別の医師は言った。「薬も効かない難しい病気だが、進行は遅い。おいしい物を食べることにお金を使いなさい。免疫力が上がるよ。病気に負けるこ

となく、社会とかかわって生きなさい」

私は救われた気持ちがした。難病という壁に負けそうだった心に光がさした。

絶望を与える言葉と、希望を与える言葉。医師の何気ない一言によって患者は傷つくことも、救われることもある。病気を治す力は医師の言葉にも潜んでいる。

（周りは耳だらけ）

傷病者を医師に引き継いだ後に、エレベーターの中で隊員同士の「今のはデブだったな、非常にきつかった」という、ひそひそ話が乗り合わせた人の耳に入ったことがあります。特に放心の状態で開放感が味わえるトイレでは、小便と一緒にひそひそ話がいとも簡単に漏れてしまいます。

最近では要請者のもとへ向かう車内からの携帯電話で状況を確認したり、応急手当の口頭指導を行う体制が、ほとんどの消防本部で取られています。「電話ぐらい出ればいいのになあ！」と留守番電話に録音されていた例がありました。この方は容態急変した母親を残したままで、救急隊を誘導するために道路で待っていたのです。搬送してくれたことに感謝しながらも、救急隊の捨て台詞に非常な嫌悪感を覚えクレームとなったのです。人を助ける以前に、もっとしっかりした自覚を持って仕事をして欲しいとのコメントもありました。

救護の手を差し伸べることは、痛みに対する技術を適用するだけで済むものではありません。相手に不愉快な思いをさせた言葉で家族の感謝の念も水泡に帰し、救急隊の品位、人格を疑われても仕方がないのです。

（言葉は人格そのものである）

傷病者に何の配慮もせずに、事実をストレートに話すことが必ずしも正しいとは限りません。全ての場面で建前を言わないといけない、建前は偽善的であるとするのは、あまりにも息苦しくなります。時には建前を強く言わなければ、ならないこともあり、事実を婉曲に表現することも必要です。

救急のように緊迫した状況では、その判断が極めて難しいかもしれませんが、TPOに応じた対応ができるようになってこそ、プロフェッショナルとしての品格のある行為なのです。話し方は、その人の品格を表す最たるものであり、常に相手を思いやる話し方を、心がけるようにしたいものです。

自戒を込めて！

Ⅴ　相互作用

図16　言葉のテロ

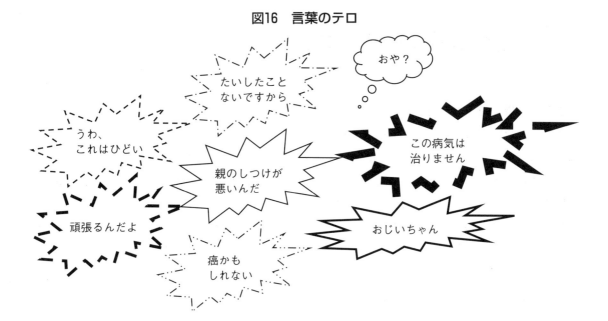

3 乱暴な言葉を使わない

（自分の感情を爆発させない）

　理性的でない言葉づかいについて戒めの意味を含め、敢えて"乱暴な"と形容したタイトルにしました。「かかりつけなのに、なぜ、そっちで引き受けてくれないのだ」「受け入れが可能かどうかの回答を、もう少し早くして欲しいのですが」、深夜、傷病者の受け入れ先が決まらず救急隊も八方塞でやり場のないとき、懇願の思いが裏腹になり、思わず指示・命令調のように受け止められかねない言葉を発することがあります。医療機関と救急隊間だけでなく、傷病者や家族とお互いに顔を合わせたやり取りでも、言葉の意味を取り違える、あるいは露骨に批判して発生したトラブルは、枚挙に暇がありません。

　また、通報者のもとへなかなか辿り着けないときに、「門まで出て案内をしてくれればよかったのに」と、相手の不手際を問い詰めるような言い方をした事例がありました。自分の目的をスムーズに達成できないときに、焦燥感や苛立ちが起きて声を荒げる、あるいは心身の不調を抱えて不安感や悲しみに陥っている傷病者等の気持ちを逆なでするような言葉が思わず出てしまいます。

　自分の感情の高ぶりを抑えて常に平静に対応できる立ち居振る舞いが、救急隊にとって最も大切なことです。お互いが焦燥感や苛立ちを覚えているときには、特にトラブルが発生しやすくなります。また、救急隊が特段意識していなくても、乱暴な言葉づかいをしたと相手に受け止められることも、しばしばあります。健康であれば別に気にならないような言葉を、傷病者や家族は救急隊から喧嘩を売られているように感じるのです。

　話すということは当方の思いを相手に伝える、理解させる相互作用で、話し手の意思が相手に十分に伝わって初めて成立します。相手に伝わらない、理解されないのは、一方的に喋っているのと同じことです。事後にこの種のトラブルを検証しますと、両者の言い分にかなりの食い違いが生じ、言った言わないの水掛け論になることがあります。言葉の発信源である救急隊の責務として、相手にどういう具合に受け止められたのか、その言葉の重みにまで留意しなければいけません。救急隊は対等なコミュニケーションに心がけていますが、傷病者は必ずしもそのような意識を持ち合わせて、いないかもしれません。ならば、話し方については、救急隊の方で十分に配慮すべきなのです。

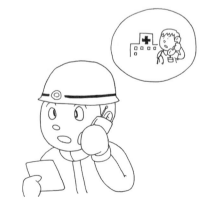

V　相互作用

（問い詰めない）

　質問法の原則として"5W1H"がありますが、「Why」を多用しすぎますと、相手に不信感、威圧感を与えかねません。「なぜ救急車を呼んだのですか？」「なぜ手を切ったのですか？」との問いかけは、「痛い思いをしているのは私だ、そんなことを聞かずに早く運んで欲しい」と、相手の気持ちを 慮 ることのできない救急隊に対し、さらに不信感を募らせてしまいます。

　また、傷病者や家族への叱責や詰問も厳に慎まなければなりません。冒頭のように救急隊が失態した場合や思いどおりの結果が期待できない場合に、責任を転嫁するようなことが起こりかねません。「救急隊が来る前に、せめて心臓マッサージぐらいしてくれたら、AEDの効果があったかもしれないのに」。これでは、ただでさえ極度の悲嘆に陥っている家族をさらに窮地に追い込み、後々まで残る心の傷を与えてしまいます。

　現場で家族から「山田病院へ連絡してあります」と告げられ、「ならばタクシーで行けばよいのに」と腹痛を訴えている傷病者の面前で、平然と言ってのけた事例があります。このような卑劣な言動には傷病者ならずとも、われわれの日常会話のやり取りでも心に突き刺さり、不愉快さを感じさせます。平素から傷病者を傷病者とも思わない傲慢ちきな態度の表れ以外、何ものでもないと受け止められても仕方ないのです。傷病者がどのような思いで救急自動車に乗って病院へ行ったのか、傷病者の心情は想像に難くありません。

　傷病者と救急隊との相互作用の確立については、「V　相互作用、1コミュニケーション、⑵関係を作る」で述べましたが、傷病者対応のプロフェッショナルとして、傷病の発生に伴って生じる情緒的な反応をよく理解し、常日頃、意識して正しい対応要領を心がけます。

－ 131 －

4 難解な専門用語を使わない

（説明とは相手に理解させること）

「シンパイキノウテイシジョウタイ（心肺機能停止状態）です。トクテイコウイ（特定行為）をしますけど、よろしいですか」「口の中に固いイタ（喉頭鏡）を入れます」「クウキ（空気）のトオリミチ（通り道）を作るために口の中にチューブ（気管内チューブ）を入れます」「シンゾウ（心臓）がケイレン（痙攣）しています。エイディ（AED）でショチ（処置）をします」

応急処置を行う際に、このような専門的な用語を交えて家族等に説明します。これを単なる音声として聞き入れても、すんなりと理解できる人がどれだけいるでしょうか。文字ならば多少なりとも理解できる人がいるかもしれませんが、当然に見たり聞いたりしたことのないことを、いきなり言葉で言われても、なかなか理解できるものではありません。そばにいる家族は、難解な専門用語を並べ立てた説明が、どのような目的で行われ、どのような効果があるかも分からず、問い詰められるように聞かれて思わず「はい、よろしいです」と答えざるを得ません。

意識せずに、なんとなく発している言葉には、"業界用語"なるものが多くあります。隊員同士で当たり前のように使っていますが、傷病者等にとっては感覚的にも全然理解できるわけはないのです。相手に新たなことを納得させるには、平易な表現を用い時間をかけて説明するのが一般的です。医療機関では傷病者等が新たに耳にする症状・病態への質問に対して、何回も繰り返して説明したり、あるいは図に描いて理解させますが、救急の現場ではそんな時間的な余裕はもちろんありません。

（平易な言い方を考える）

ならば、切羽詰まった状況の中で、どのような方法があるかを考える必要があります。誤解されずに正しく理解させるためにも、平素から平易な言い回しを考えて、おかなければなりません。

筆者を交えた数人で救急隊が使っている用語を一般人がどれだけ知っているか（認知度）、あるいは解っているか（理解度）について調査をしました（後述）。われわれの想像に反して、特に「CCU」や「静脈路確保をする」の認知度が極めて低いのは、意外でした。

さらに、調査の結果を踏まえ、「静脈路確保をする」を「点滴をする」に、「心臓が痙攣する」を「心臓が止まる寸前です」いう具合に言い換えの方法を予め決めて、各用語を慣用的に使えるよう定義付けました。これは聞いた人が実物や行動を見なくとも、救急隊の話した内容を直感的にイメージできるよう検討したものです。

時間的な余裕のない救急現場で冗長的に説明することは、救急隊の目的を逸脱する事態を招

Ⅴ　相互作用

きかねませんので、分かりやすく簡単に表現します。資器材などの実物が目の前にあるときには、「**呼吸をしていないので、この器具を使って人工呼吸をします**」「**このAEDで電気ショックをします**」と簡単な動作を加えながら説明しますと、さらに理解されやすく非常に効果的です。傷病者の周囲には様々な資器材が並べてあり、単に「AED」と言っただけの場合と、同時に実物を提示された場合とでは、相手への気遣い、相手の受け止め方、相手からの信頼度に差異が生じてくることは言うまでもありません。

　インフォームド・コンセント※が取り沙汰されて久しくなります。制約条件の多い救急の現場であっても、応急処置の内容や搬送先医療機関について、よく説明し納得してもらうことが大切です。搬送先の医療機関を決める際に、「**重症なので、高度な処置のできる中央救命救急センターへ搬送しますが、よろしいですか**」と、緊迫した状況の中で救急隊は曲がりなりにも同意の形を取ろうとします。しかし、「Ⅳ　行動、7社会死状態を扱う」の後段で述べたように、狼狽、混乱を引き起こした家族は、目の前の瀕死の身内に対する関心のみが強く、救急隊の言動をしっかりと受け止める気持ちの余裕は、おそらく持ち合わせていないのです。

　「**高度な処置とは？**」、あるいは「**中央救命救急センターはどこにあるの？**」「**どのようなところ？**」「**いつも診てもらっているかかりつけの千代田病院とは、どう違うの？**」「**診察料は高いの？　安いの？**」など、行き先も分からず極度に不安が募るなかで、問い返して詳しく説明を求める人は皆無です。救急隊も少ない人員で応急処置に手一杯のせいか、このような不安感を抱いている相手の立場を考えて、積極的に理解を求めようとする意図が微塵も感じられないことがあります。

　どうですか、「**いつもと様子が変わっていませんか。このように呼吸も脈も止まりそうな方に専門的な治療をする病院が中央区にあります。ちょっと距離はありますが、どうされますか？**」と言い換えますと、高齢者の方にも分かりやすくなります。傷病者や家族、救急隊も同様に緊迫した状況に置かれています。ならば、プロフェッショナルである救急隊のほうで、相手の情緒的反応や心情に配意すべきなのは、当然のことです。

　傷病者の症状や医療機関の応需状況などの理由で、三次医療機関（医療機関を機能別に分類した場合、CPAや熱傷等に対して高度な治療を行う施設）へ搬送した場合に、事後に家族とトラブルを引き起こすケースがありますので、問題発生の可能性のある内容については具体的に説明します。このような場合には、説明側に大きな責任が負わされることになります。

　相手に対して専門用語をまくし立てて話しますと、なんとなく自分でも高い博識があるような錯覚に陥ります。「Ⅴ　相互作用、1コミュニケーション、(2)理解する」でも述べていますが、単に一方的に話すのではなく、まずは相手に十分に分かる内容で、さらに理解できたかどうかの確認を適宜行うなどして、話し手の意図をしっかりと伝えることが大切です。

※インフォームド・コンセント
　医師から説明を受け十分理解した上で、患者が自らの自由意思に基づいて投薬・手術の医療

行為の内容を決定することで、このように正しい情報を得た（伝えられた）上での合意を意味します。

―救急隊の使用する「言葉」―

救急隊の使用する「言葉」は傷病者や家族に理解されているのでしょうか

① 対象：救命講習を受講するために来署した693名
② 選定した言葉：救急現場で救急隊が傷病者等への説明で用いている言葉49個
③ 質問項目：聞いた・見たことある（認知率）、意味が分かる（理解率※）、アンケート方式
④ 調査結果

調査結果全体（認知率、理解率の低いものを抜粋、11／49）

用　語	認知率（％）	理解率（％）	両者の差
PA連携	8	7	
CCU	24	14	
静脈路確保をする	27	17	
モニターする	31	34	
資器材	35	28	
心臓がけいれんする	43	28	
高度な救急処置をする	46	38	
ショック症状がみられる※	69	31	38
救命対応	56	35	
チアノーゼ※	64	32	32
硬直・死斑がある	63	37	
心肺蘇生をする※	82	56	26
AED（参考）※	84	54	30
救急救命士※	91	57	32

※は、認知率と理解率の差の大きい言葉として主なものを挙げました。

⑤ 考察

認知率の低い言葉とは、これまでに聞いたことのない言葉、あるいは見たりしたことのない物、現象です。当然に傷病者にこのような言葉を発しても、初めて聞くことになります。意外なのは「CCU（24％）」「静脈路確保をする（27％）」「資器材（35％）」です。救急隊は、傷病者や家族にあまり気にもかけずに平然と使いのけています。「CCU」は「心臓の専門治療」、「静脈路確保をする」は「点滴をする」、「資器材」は「救急隊の道具」というように、日常的な言葉に置き換えると認知率が高まります。

また、「心臓が痙攣する」という表現は、除細動処置を分かりやすく家族に説明するために考えあぐねた苦心作とも言えます。しかし、心臓の解剖生理を良く知らない人にとっては、普段経験する下肢の痙攣を心臓に置き換えて想像することは至難のことかもしれません。

V　相互作用

「心臓が止まる寸前です」と言い換えることによって、心臓の状態が手に取るように分かるかと思います。

　認知率と理解率の差は普段聞き慣れていても、その意味が十分に理解できていない言葉です。例えば、「ショック症状がみられる：認知率（31％）、認知率と理解率の差（38％）」の言葉は、調査結果の「認知率」が以外にも低い感がしますが、日常的な会話では見聞していても、医学的に何を意味しているのか分からない人が多いことを表しています。

　また、「救急救命士：認知率（90％）、認知率と理解率の差（32％）」は、救急救命士の存在そのものを知っていても、実際にどのような役割、活動をするのかを具体的に理解できていないのです。このことは「気道確保をする：理解率（57％）」「AED：理解率（54％）」、「静脈路確保をする：理解率（17％）」などの言葉の理解率の低さからも伺い知ることができます。

　「心肺停止状態です。特定行為を実施してもよろしいですか」。これは、一般的な会話のように前後の流れがなく、しかも家族は現場の状況もあまり把握できていないなかで、言葉の修飾もないままに、いきなり単発的、短絡的に行われる現場での会話です。使われている言葉も、あまりにも唐突で認知、理解できていない言葉のオンパレードです。情緒的反応を示している家族等は、平時でさえ認知度、理解度の低い言葉を聞いて、余計に不安が増してくるのです。これらの言葉を分かりやすく言い換えたり、ちょっとした説明を加えただけで理解が容易になるものもありますので、使うがわでもっともっと工夫すべきです。

※理解率

　理解率は、本来なら認知している人に対し、言葉の実際の意味を提示してやり、その通りに理解しているかどうかを問うべきですが、本調査では理解の有無、正確性を回答者の恣意的な判断に任せてあります。

本件は、平成21年に金沢市で開催された第18回全国救急隊員シンポジウムにおいて、東京消防庁三原裕子氏が発表したものです。

5 高齢者と話す

(高齢になるほど多様性がむき出しになる)

　我が国の65歳以上の高齢者の人口割合は約25％という状況にあります。救急隊によって搬送される高齢者の割合は56％にも達し、ここ5年間では救急隊による搬送が1.6倍と、高齢者の人口増加率よりも高くなっています。

　また、東京のある区の調査によれば、一人で暮らす高齢者も増えており、直接会ったり、電話や手紙でやり取りをしている親しい人が一人もいない孤立状態にある人が、一人暮らしの高齢者の約1割を占める実態が明らかになっています。

　今や、我が国は超高齢社会、高齢多死社会に突入しています。介護施設や医療従事者の数が高齢者の増加に追い付きませんので、医療・介護提供体制を機能分化し、医療機関よりも在宅や介護施設で人生の終末を迎える人を増やすことを国家施策として打ち立てています。しかし、疾患を抱えながら地域で生活している人が多少急変した場合、近くの医師の往診等できちんと対応できるような体制が確立されない限り、今後も救急隊に依存する傾向が高まるのは必至です。

　コミュニケーションの観点から高齢者の特性を挙げてみます。人はこれまでの経験の積み重ねで作り上げられた固定観念により、行動、考え方、周囲への反応の仕方にその人の独自性が表れますが、これは年齢が決定的な要素となります。しかし、「おじいちゃん」と呼ばれて「私はおじいちゃんじゃない」と不機嫌な顔をする人がいるように、単に実年齢で、「年寄り」を決め付けるのではなく、傷病者の身体機能、精神状態、行動パターンなどの機能的年齢に応じた対応を心がけます。

　高齢者になるほど、様々なタイプやパーソナリティを持ち合わせています。実際の救急現場では、多様な特徴を持ち合わせている高齢者が多いことに気付きます。このような特徴、独自性をすぐに見極めるのは難しいですが、彼らは、救急隊が自分のことを十分に理解し対応してくれているものと思っており、たまに苛立を示すことがあります。また、これまでの人生の中で幾多の修羅場を経験し、結構高いプライドを持っていますので、これを傷付けないよう上手に対処しなければなりません。

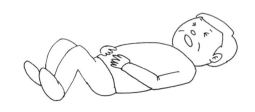

(現場でのコミュニケーションの実際)

　加齢による特徴として聴覚の問題が挙げられますが、当然に全ての高齢者が救急隊の話す内容を十分に聞き取れないわけではありません。決めてかかって、いきなり耳元に大声で話すこ

Ｖ　相互作用

とを避けます。話しかけても無関心を装うような雰囲気が感じ取られたならば、肩に手をやるなどしながら向き合って正常な声で話し、それでも反応が鈍いときには、「私の話が分かりますか？」と聞こえるかどうかを尋ね、耳元の呼び掛けを徐々に大きくしていくなど、ちょっとした工夫をするのです。

　年を取るにつれて言葉はより重要になります。特に高齢者は救急隊の言った内容を理解したり、回答するのに余計に時間がかかります。これは、会話のフレーズごとに言葉の意味合いを慎重に捉えようとする傾向が強かったり、言われた内容にどのような価値があるのかを見いだそうとするためです。彼らとの会話には多くの時間を費やしますが、決して、せきたてないようにしなければなりません。最初から一問一答で一気に問題解決を図るのではなく、例えば近くに置いてある花や懸けてある孫の書道、あるいは見ているテレビを引き合いにしますと、本題に入るきっかけをつかむことが、できるかもしれません。

　また、多くの高齢者は、一般的にフェイス・トゥ・フェイスによる会話がうまくいきません。これは今日の社会で高齢者が孤立し、会話の機会がほとんどないことが一因と考えられますので、高齢者に対する話し方を工夫します。高齢者が傷病と関係のない話題を先に打ち出したり、質問の内容とかけ離れた回答が返ってくることもしばしばあります。このようなときに、「私が聞いているのは、こういうことではない」と面と向かって否定し、強制的に本題に戻そうとするのではなく、救急隊の意図する話題に対して回答しやすいような質問をしながら、徐々に修正していきます。

　痛み等の刺激に対する反応が鈍い、これも加齢による特徴です。例えば、明らかな打撲痕が見られても、困惑したり、取り乱したりしない、あるいは救急隊の言動に理解を示しません。一般成人のように「痛い」「痛くない」の回答が明確でなく、観察が遅々として進みません。敵愾心、ふしだらな身なり、いらだち、もうろくなどでコミュニケーションが、はかどらないこともしばしばです。

　反対に、ある特定のことを執拗と思えるぐらいに、聞き入れないことがあります。例えば、所持品の管理の際、救急隊に渡したままで絶対に返してもらってないと、言い張りトラブルが生じます。これには、忍耐と頑張りと寛大さでもって適切に対応するしかありません。

　現場で配偶者がいる場合には、救護の対象は傷病者一人だけではありません。老老介護のように、何年間もいとおしく愛し合い、連れ添ってきた相方が救急自動車に乗せられるのを見て、びっくりするでしょうし、このようになってしまったのも、自分のせいだと自責の念を抱いたり、もしものことがあったら自分一人が残されてしまう、という不安や恐怖心を募らせます。このような場合、何が行われようとしているのか、なぜこのような行動が取られているのかを丁寧に説明してやるなど、情緒的なサポートが必要です。

（たかが高齢者ではない）
　コミュニケーションの点から高齢者の特徴を捉えてきましたが、当然にこれらを踏まえた対

－ 137 －

応が必要です。総務省消防庁の資料によれば、65歳以上の全体に占める搬送件数が10年後には現在の5割から6割に達し、2010年、2020年の出場件数と85歳以上の搬送人員の伸び率を比べてみますと、前者の7.3%の増加に対し、後者は実に29.4%と著しく増加するとしています。

　これからは、救急隊の活動の大半が一般成人と異なり、個別性が強く表れる特徴やパーソナリティを持った高齢者の対応に費やされることになります。救急隊以上に人生経験が豊富な人を適切に扱うには、身体的なケガや病気への対応要領だけでなく、彼らの社会性、行動特性、身体的・心理的変化など、多くのことをもっと学ばなければなりません。

　特に高齢者は、コミュニケーションだけでなく処置技術、対応要領等、これまで述べてきた救急隊のノーブレス・オブリージュを統合して働きかける対象としては最たるものであり、これらをいかに発揮して適切に対応できたか、1件ごとに救急隊の真価が問われるようになってきます。

　（これまでは、高齢者の一般的な特性について述べたまでで、押しなべてひとくくりにした対応を避けることは、プロフェッショナルとして当然のことです。）

6 子どもと話す

(情緒的反応をよく観察する)

　緊急事態に陥ると誰もが多かれ少なかれ、驚き、不安、悲壮などの情緒的な反応を示しますが、特に子どもの場合は、表情や身体的な反応から外観的にもはっきりと、恐怖心、悲しみ等を抱いていることが読み取れます。子どもは社会的な経験が浅いだけに救急隊の容姿だけでなく、応急処置の内容、資器材、突然に集まった取り巻きの人たち、さらには救急自動車内など、自分の置かれた状況にさえもびっくりし、このような情緒的反応が医療機関到着までの間、継続していることがあります。

　子どもへの対応は観察に始まり観察に終わります。自分の気持ちをうまく伝えることのできない子どもは、情緒的反応でもって第三者に救いを求めていますので、これをうまく捉えなければなりません。しかし、恐怖に慄いてほとんど話してくれない子どもでさえも、自分の身の回りに起きていることは、よく分かっているものなのです。自分の好きなおもちゃや人形、あるいは親の顔が間近にあると恐怖心が薄れてきます。また、身体にタオル等をかけてやりますと、安心して幾分か落ち着くようになります。

　特に、子どもがケガや病気で緊急事態に陥った場合には、周りからの同情が集まりますが、周囲があまりにも動転し過ぎますと、かえって本人の不安を増長するだけで、事態をさらに悪化させることになります。

　家族を一緒にいさせることは極めて効果的ですが、彼らも情緒的に安定していなければなりません。母親の気の動転や不安を子どもは敏感に読み取り、それに過剰に反応します。このようなときには母親を子どもから少し遠ざけてやり、代わりに父親を近くにいさせますと、子どもの状況が一変することがあります。子どもの場合は、なかなか対応が難しく、応急処置にも影響を及ぼしますので、あらゆる方法を試みながら協力が得られるようにします。

(ひたすら安心させ、協力を取り付ける)

　子どもは、うそやごまかしを簡単に見破りますので、正直に対応しなければなりません。一旦、恐怖心を与えますと、これを解くのにかなりの時間を要します。また、恐怖心を抱かせたままの状態では手足をばたつかせるなど、激しい身体の動揺を伴い肝心な応急処置すらできなくなります。そのためには何が起きているのか、なぜこのような処置が行われているのか、これから行う処置が苦痛を与えるものではない、非常に大切なこ

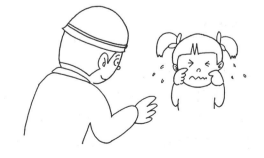

とで、しばらく我慢すると、今よりももっとよくなるんだよ、など繰り返して説明します。

　また、傷口にガーゼを当てただけで急に泣き出す場合がありますので、必要以上に苦痛を与えないようにします。例えば、副子や包帯など、特に、身体に直接物をあてがう場合、これから痛いことをされるのではと、恐怖心を覚えますが、処置を開始する前に、近くにいる親や救急隊に同じことをやってみせる、これは非常に効果があります。子どもは自分が納得しないことを受け入れませんので、事前に恐怖心や不安を少なくしてから応急処置に臨むのです。

　さらには、子どもは恥ずかしがりやで控えめです。シャツのボタンを外すのでさえも、かなりの抵抗を示し、ましてや見知らぬ救急隊の前で着ているものを脱がされますと、とまどい、うろたえてしまいます。子どもといえども衣類をめくって観察しなければならないときは、周囲の目に曝さないようにタオル等で覆う配慮も欠かせません。

　彼らに問いかける声の調子も大切で、親しみを込めたもので、なければなりません。「あけみちゃん」と、絶えず呼びかけるようにします。「あけみちゃんを助けてあげるよ、痛いのを直してあげるために救急隊がここにいるんだよ」と説明すると安心します。

　絶えず、にこやかな顔で子どもとのアイコンタクトを維持しますと、救急隊が自分を助けているんだということが、分かるようになるかもしれません。

（保護者にも目を向ける）

　保護者は自分の不注意によって事故が起きたと捉えがちで、保護者として防止できなかったことで自責の念に苛まされます。このような場合、一人で思い悩ませたままにしておかないことです。保護者にも目を向けて積極的に声をかけ、できるだけ話しやすい関係を作ります。基本的な態度として、話を批判したり、注釈を入れたりせずに傾聴し、その時その場で保護者の思いをありのままに受け止めてやります。聞いてやることで自分の気持ちを幾分か整理できるようになるものです。

　繰り返します。気難しい子どもに対して救急活動をスムーズに行うには、救急隊のしていること、救急隊がなぜ、それをしているのかを教えてやり、救急隊が根気よく協力を取り付けるほうが先決になります。

―傷病者等が発する「言葉」―

（到着時）
① （近所に迷惑がかかるので）サイレンを鳴らさないで来てほしい。
② 救急隊の到着が遅いのではないか。
③ （群集ヤジ）痛がっているんだから、速く病院へ運べ。
④ 救急自動車なんか呼んでない、帰ってくれ。
⑤ （119番通報したときに聞かれ）また同じことを聞くのですか。

V　相互作用

（救急隊に判断を求める）

① おなかが非常に痛いんだが。（救急隊の処置では対応が難しい痛み等に対して）

② 赤ちゃんが夜泣きしてやまないんです。

③ 指をちょっとすりむいたんです。

④ 歯が痛い。

⑤ 脚が折れているんですか。

⑥ （骨折部位の痛みがなかなか引かない）救急隊の処置の仕方が悪いんじゃないの。

⑦ （在宅患者の現場で）家の人にこの薬を飲ませてくれませんか。

⑧ （異物除去、CPRの口頭指導を受けたが）処置の仕方が分からなかったので、このように
　なったのですか。

⑨ 助かりますか。助けて下さい、助けて下さい。

⑩ 主人は重症ですか。入院しないといけないんですか。

⑪ （自殺念慮で）なかなか死ねないんです。

⑫ （全然説明がないことに対して）何をやっているんですか。

⑬ （ストレッチャーで工作物等を損壊）どうしてくれるんですか。

（傷病者等の自己判断）

① こんな軽い風邪で（あるいは夜中に）救急車を要請して申し訳ありません。

② （かなりの出血）たいしたことはないんだから、病院へは行かない。

③ 主人は気が変ですから、精神病院へ連れて行ってください。

④ 血圧は普段から高いから計らなくても分かっている。

⑤ 本人の同意書があるから、処置はしなくて結構です。

⑥ （末期）CPAの処置はやらなくてよいから早く運べ。

⑦ 救急隊が処置をしても助からなかったんじゃないか。

（医療機関選定）

① （子供が頭をちょっと打ったが、非常に元気。脳外診療の少ない休日に）是非、脳外で診
　てもらいたいんだが。

② なぜかかりつけへ搬送できないんですか。

③ 是非病院で診てもらいたいんだけど。（社会死状態の傷病者に対して）

④ どこの病院へ行くんですか。病院はまだ決まらないのですか。

⑤ 救急救命センターへ連れて行くと助かりますか。

⑥ （お産の準備のバックを持って）中央病院までお願いします。

⑦ 前回は希望通りの病院へ運んでくれたのに。

－ 141 －

（出発時）

① おばちゃんがすぐに来るので、出発するのをちょっと待ってくれますか。（CPA処置中）

② （老人夫婦）保険証を探すので、ちょっと待ってください。

③ 救急車の後から付いていきます。

（出発後）

① まだ、病院へ着かないのですか。

② （搬送途上の救急自動車事故）病院へ着くのが遅れるのではないか。

③ 料金はいくらですか。

④ バックがなくなった。財布から1万円がなくなった。

（医師から）

① 到着が遅いのではないか。

② 警防本部からの傷病者情報と違うのではないか。

③ なぜ、こんな患者をうちへ連れてくるのか。

④ 単なる酔っぱらいじゃないか。

⑤ 常習だから、もううちでは診ない。

⑥ （転院搬送の同乗医師から）帰りには病院まで送ってくれますか。

⑦ とりあえず診察室に入れておけ。

⑧ 救急隊の処置の仕方が悪い。

⑨ （受け入れ要請時、傷病者情報を聴取した後に）それでは先生に代わります。

VI　身だしなみ

1　救急服を着る

2　趣味、嗜好を自制する

3　わが身を清潔にする

4　手を洗う

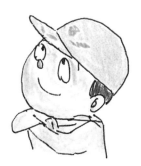

1 救急服を着る

（救急服がさっそうと現れる）

　服装には、本来、装飾性、機能性が求められますが、見る人に与えるイメージの効用も無視できません。最もシンボリックなのが看護師の白衣です。清潔な白で信頼や安心、権威を伝え、外来患者や短期間の医療には有効であるとされています。まさに制服効果です。

　たまに、私服と制服の同一人物を見まがい、びっくりさせられることがあります。制服を着ているときには、背筋を伸ばし、胸を張り、顎を引きよせて正面をしっかりと見つめています。うつむきながらとぼとぼ歩く姿には決してお目にかかれません。反対に勤務を終えて猫背になって帰っていく私服姿を見ますと、どこの叔父さんでしょうか、皮肉にもよくあれで救急隊が勤まるんでしょうか、と不安にさえなってきます。このように制服は年齢まで若々しく見せてくれるものです。

　意識のある傷病者の前に清潔ななりをした救急隊と、不潔な服装で髪もぼさぼさの救急隊が現れたとき、どの救急隊を信頼して身を任せようという気になるでしょうか。技術が確かであれば外見は関係ないという方もいるかもしれませんが、制服によって人々がその職業への期待、役割をイメージするように、端正な救急服に身をまとった救急隊を信頼するはずです。

　一刻も早く助けを求める傷病者のいる現場、あるいは人だかりの事故現場で、端正な救急服を着た救急隊の自信に満ち、颯爽と現れる姿に大方の人が安堵の念を抱くものです。やっと助けてもらえる、苦痛が和らぐようになる、これまで抱き続けていた不安が解消される瞬間です。それほどまでに救急服の人々に与えるイメージは強烈であり、信頼感を与えてくれるのです。

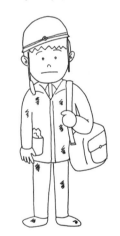

　制服は、規律ある訓練、信頼のある職員の資質、社会的な評価を受ける組織を一般の人にイメージさせます。清潔な救急服をまとい、きりりとした救急隊の姿は、傷病者に安心感を与えるばかりでなく、いざというときに周囲の人から協力を得るのにも極めて役立つことがあります。交通事故で傷病者が大勢の人々に取り囲まれた場面は、救急隊が傷病者に近づいたり、応急処置をする際に障害になりますが、威厳のある声で「少し離れて下さい」と言いますと、大方は素直に従ってくれます。

　これは消防の権威に逆らわないという、ことだけではなさそうです。人を救護する唯一のプロフェッショナルとして確かな技術を持つ者への絶大なる信頼感、彼らに任せておけば絶対大丈夫だという安心感を救急隊に寄せているのです。また、資器材の搬送や傷病者を介助する際に協力を依頼しますと、「私にはできません」という人もほとんどいません。私服では考えら

れないことです。普段、ちょっと道を尋ねるにしても、そっぽを向かれてすばやく通り去られてしまう場面を経験しますが、現場では非常に協力的です。おそらくは、強要されたという気持ちにはなっていないはずです。

（救急服を裏切らない）

　救急服には人々の期待、信頼が込められており、救急隊の技能の高さ、強さがイメージされます。大切なことは、人々が救急服に抱くイメージを裏切らないことです。救護に向かう技術が確かなものである、人々へ安心感を与える優しさがある、災害に立ち向かう強靭な体力がある、修羅場でも的確に対応できる統率力を持つなど、救急隊自身の能力そのものも重要ですが、内面にこそ制服を着せてやる気持ちが大切です。

　まさに制服は身体の一部であり、着ている者の有り様なのです。平日の混雑した電車の中で男性が卒倒し、あたりは大量の嘔吐物。あまりの汚さと臭いに思わず、その場を離れて関わりたくないという気持ちになった経験はありませんか。制服の時にできたことが、一旦、脱ぐと気持ちが薄らいでしまいかねません（救急隊を志した生来保有する慈しみ、優しさ等を決して否定するものでは、ありませんので）。これが救急隊の行動となると業務だから割り切ってやろう、できれば汚いものに触れたくない、などの感情を抱くことなくテキパキと対処しています。まさに制服の力なのです。

　乗務日、いよいよ出陣の時です。おもむろに救急服を着て、ボタンを一つずつ止めていきます。等身大の鏡で自分の姿を映します。1日の仕事に向かう内面的な充実感を生み出す瞬間です。

折々のことば　2016・9・23　　鷲田精一　（朝日新聞）
　たかが服、されど服

戯れ言葉

　服はしょせんうわべだと人は言う。その人の現実を繕い、ときに偽るものだと。服ごときに人生のすべてを注ぐのは愚かだとも。が、服は人を支えもする。受け入れがたい現実を押し返すため、はねつけるためにも服はある。そうした抵抗、もしくは矜持を人はしばしばその装いに託す。服は、折れそうな心をまるでギブスのように支えてくれる重要な装備でもあるのだ。

Ⅵ　身だしなみ

2　趣味、嗜好を自制する

（自分の快楽は他人には受け入れられない）

　長年、慣わしにしている趣味、嗜好は、当人にとってはささやかな楽しみ、息抜きになります。仕事で疲れる、ストレスがたまる、これらを紛らわす一種の清涼剤ですし、気持ちを切り替え新たな励みを与えてくれる活力剤でもあります。

　しかし、同じ趣味、嗜好を快く感じる人、反対に不快に感じる人がいるように、全ての人に好意的に受け入れられるものではありません。典型的なものが煙草です。愛煙家にとっては、言うに言われぬほどに至上の喜びを与えるものですが、社会的には全席禁煙なるレストランの類は、とうの昔に市民権を確立し、今では一面煙にまみれながら熱中することが一種の快楽でもあるマージャン、パチンコ施設までもが、分煙・禁煙化の方向に進んでいるご時世です。煙草は単に煙たがられているというよりは、完全に孤立化の状態に追いやられています。

　「Ⅱ　心構え、２救急のプロフェッショナルになる、⑵実例から救急のプロフェッショナルを考える」で紹介した、救急自動車内での喫煙事例を思い出してください。瀕死の状態にある傷病者を救急隊の持つ技能の限りを尽くして助けたい、たった３名の隊員で悪戦苦闘しながら医師に引き渡した瞬間の開放感、あるいは救命したときの達成感をリラックスした伸びやかな気分に浸りながら味わいたい、心情としては誰もが抱くに違いありません。佐藤隊員の気持ちそのものは十二分に理解できないこともありませんが、いかんせん救急自動車内での行為なのです。

　煙草を吸わない人は室内に漂う紫煙はもちろん、救急衣やカーテンなどに付着した臭いさえにも非常に敏感です。ましてやそのような室内環境で、新たに呼吸器系、循環器系の傷病者を扱わないとも限らないのです。一般的に煙草は好悪がはっきりしています。ならば公共性を有する救急自動車、しかも身体機能の低下した人を相手にするだけに、環境条件の設定は最も立場の弱い者の〝閾値（特定の作用因子が、生物体に対しある反応を引き起こすに必要な最小あるいは最大の値）〟に合わせて提供しなければなりません。

　あえて取り上げるまでもないかもしれませんが、お酒もしかりです。深酒をして翌日の勤務日にアルコール臭がちょっとという人は、さすがにいないと思います。これでは人の生命を軽視、愚弄するがごときで、法令違反である飲酒運転同様に悪徳と言えます。品性以前の人としての問題になります。

（自分自身にも気を使う）

　前日に激しく肉体を駆使し、疲れを残したまま勤務に臨むことがないようにしなければなりません。新たに消防職員になる際に、厳粛な気持ちで「………、誠実且つ公正に職務の遂行に

－　147　－

当たることを固く誓います」と宣誓し、これからは公僕として「粉骨砕身、獅子奮迅のごとく、誠心誠意、不惜身命、………」と、心新たにした日を思い出してみてください。

　人間の性でしょうか、年月を重ねるにつれて職業と、私生活との境界線に靄がかかりがちになり、気持ちの切り替えもできずに出勤となりますと、これでは亡霊のごとく抜けの殻が職場内に鎮座しているだけの様なのです。職務に影響を及ぼすような自らの趣味、嗜好をコントロールし、十分に休養を取り、体力、気力を温存して勤務に臨むことは、人を救護する重大な職務に就く者の平素からの心構えです。

　救急業務とは、本質的には人との関わり合いです。「Ⅴ相互作用、１コミュニケーション(1)関係を作る」で傷病者との相互作用について述べました。言葉や態度だけでなく、相手に影響を及ぼしかねない個人の趣味、嗜好にまで気を配ることを、当然のこととして甘受しなければなりません。

VI　身だしなみ

3　わが身を清潔にする

(自分の体質を知る)

　救急隊は絶えず人と関わり合っていますので、他人への働きかけだけでなく、存在そのものがどのような影響を及ぼすかを考えなければいけません。これまでに清潔な車内環境の提供やコミュニケーションを中心とした相互作用について述べましたが、さらに救急隊の好感度をアップさせるための身体の手入れ、エチケットを取り上げてみます。

　まずは自分がどのような体質であるかを知り、他人に不快感を与えないように、しなければなりません。体質は生来のものであるだけに、当の本人はあまりにも無頓着なことが多い反面、他人には過敏になる傾向があります。不快感を与える体質に、汗かき（汗臭）、体臭、口臭、ふけ性があります。汗かきは傷病者を助けるために一生懸命にやっているとの好印象をはた目に与えますが、直に接している人には不快感を与えるだけです。

　特に人一倍、汗かきの人は毎日の入浴はもちろんですが、こまめに下着を交換する、身体を拭き取る、活動が一段落した頃を見計らってシャワーを浴びる、さらには入浴後には市販の発汗防止剤を使用するなど、清潔に努めます。

　街中を常に走りながら荷物を届ける某宅配業者では、髪型から制服の着方までの細かい規則があり、夏場には日に３、４回シャツを着替え、化粧水などのスキンケアは当たり前だそうです。爽やかな笑顔での丁寧な対応が人気を呼び、複数ある業者の中からわざわざ指名する顧客もいるそうです。彼らは単に荷物を運ぶだけではなく、人に届ける接客業と心得て自分の身の回りを清潔に保ち、企業としてのイメージアップにも貢献しているのです。

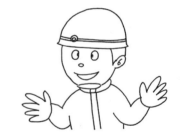

(臭い)

　「女性が男性に抱く生理的嫌悪感」についての調査結果があります。４位が「顔」、３位が「しぐさやくせ」、２位が「声、話し方」、１位は「臭い」だそうです。臭いの中でも、わき、靴の中、頭の臭いに嫌悪感を持つそうです。

　消臭の機能を持つ加齢臭防止肌着が市販され、汗対策に悩まされる人にとっては朗報かもしれません。五感では体臭や口臭を敏感に、しかも至近で感じられるだけに、周囲の人には好悪の反応がはっきりと現れますが、本人はなかなか意識せず、日々のこまめなケアも無頓着になっていると思います。

　救急隊として最もアクティビティに活躍するのは30〜40歳代です。その年代の男性は、「一般的な汗臭（ワキ）」「加齢臭（背中、体幹）」に「ミドル脂臭（後頭部から首）」が加わり、人

− 149 −

生で最もニオイケアが必要な時期です。入浴の際に「ミドル脂臭のもとを落とすんだ」という意識をもって後頭部と首のうしろを丁寧に洗い、ニオイケア習慣を身に付けることが、その対処の鍵だそうです。対策を怠り蓄積された脂臭が"死臭"にならないようにだけは注意したいものです。

　制服に染み付いた何日もの汗の成分が雑菌に分解されて腐敗し、異臭となって感じられるようになります。また、口臭対策として食後の歯磨きはもちろんですが、新聞等で紹介されているような舌苔のケアを実践する、あるいはブレスケア用の嗜好品を使用するのも効果的かもしれません。最近では下水や換気設備が完備され、無臭環境に慣れているために、わずかな臭いにも敏感に反応する傾向が強くなり、消臭スプレーの市場規模は10年前の2倍超に達しているそうです。

　加齢臭、メタボ臭なる新語が、雨後の筍のごとく誕生するご時世です。「あなたたちの臭いには耐えられません。出て行きます。ママ」、これは消臭消菌剤のコマーシャルです。置き手紙を見た途端、残された子供や夫がベッドだ、靴だ、鞄だと、お互いをなすり合い、また、懸命になって消臭している様子にはおかしさを覚えますが、現実味を帯びて映ってきます。除菌スプレーのコマーシャルでは、近寄ってくると不快臭が漂ってきて、これを熱血漢の男によって封じ込められる場面が若干ユーモラスに演じられていますが、臭いを絶対シャットアウトする熱意の裏返しかもしれません。

（汚れ）
　頭髪や上着に付いたふけも見る人に非常に不快感を与え、何かのバイキンが飛び移ってくるような気にさせられます。勤務の前にトリートメントで頭皮に潤いを与える、あるいは絶えず上着の肩部を払うことで簡単に防げます。

　また、人々が看護師に一番強く抱くイメージに清潔感があります。それは白衣の天使に表されるように、白の清楚な感じが、特に病気で不安や恐怖を抱いている人に安心感を与えてくれるからです。白色は汗の染み、汚れや血液の付着を際立たせるだけに、着ている者にも対策を講じさせやすいのではないでしょうか。

　人々のイメージを崩さないためには、服装の清潔さも大切です。人々の健康に対するイメージは、清潔、明るさです。汗でべっとりとする、着たきりで袖口が黒ずんでいる、最悪なことに血液などが付いたままの救急服、さらには汚れた手、伸びた爪、ぼうぼうの髪、脂ぎった顔、………、書き並べているだけでも嫌気がさしてきます。

　特に、靴には案外気を配ってないことが多いようです。原型の面影が微塵も感じられないまでになったもの、泥で汚れているもの、塩を吹いた斑模様の入ったものと、これまで獅子奮迅のごとく活動したことを誇示するかのようで、本人は全く意に介しません。

　ある著書によれば、ビジネスマンで成功している人の多くは、靴に注意を向ける人だそうです。靴から受けるイメージによって人のイメージが狂うと言われるように、本人はあまり気が

付かないかもしれませんが、目の前の相手にとっては、非常に気になるものです。靴の汚れ・手入れに気を使わない人は、相手への気遣い、細やかさに欠けた性格であると疑われても致し方ありません。

　また、当世流行の街角ギャルは、おしゃれな服装をしていますが、何日も入浴をしない娘もいるそうです。第一印象としての外見も大切ですが、清潔な服装にまとわれている身体内面のクリーンアップに努め、見かけ倒しで傷病者の期待を裏切らないように、したいものです。

　これまでに話した内容は当たり前のことで、何も救急隊の心構えとして取り上げなくてもと思う方がいるかもしれません。傷病者への対応は特別なことではなく、過度に神経質になる必要もありませんが、社会人として人と交わりますからには、こざっぱりとおしゃれで好印象を与えたほうが良いのに決まっています。勤務途中の定時に"おしゃれタイム"を取り入れてみてはどうでしょうか。

4 手を洗う

（手洗いを再認識する）

　「手を洗う」。当然なことであると言いたい御仁もおありでしょうが、稚拙と思われるテーマをあえて取り上げてみました。医療従事者にとって最も基本的なことが、救急隊には案外おろそかにされがちです。幼少の頃、バイキンが付いて病気になるから手をきちんと洗いなさいと、食事をするとき、外出から戻ってきたとき、トイレから出てきたときと、事あるごとにやかましく躾られた記憶が誰にでもあるはずです。

　大手日用品メーカが感染症予防に欠かせない手洗いの取り組みについて、幼稚園児、小学生を子に持つ全国の母親の意識調査を実施した結果では、「子供の帰宅時に手洗いが必要」との回答が99％、実際の取り組みとして「躾を行っている」「必ず手洗いを行っている」を肯定する回答が最も高い都道府県で72.3％、もっとも低いところで48.8％、しかも、子供が成長するにつれて実施率が下がっています。幼少の頃、身に付いた立派な躾も、どういうわけか、成人になるにつれて清潔に対する観念そのものが薄れています。

　手洗いの習慣は、その人に衛生観念が付いているかどうかを端的に表す指標です。医師が手術に臨む際に徹底した手指の消毒を行う、あるいは回診時、患者間を移動するたびに手を消毒する、これは身体機能が弱わり感染危険が高くなる患者に病原菌を持ち込まない、移さないために取るべき最低限の措置です。

　米国の救急隊用教本では、標準感染防止策の重要性の中で、まず一番目に手洗いを取り上げています。

手洗い

　手洗いは、感染の拡大を防止する最も簡単で重要な方法である。合衆国公衆衛生局によると、汚染のほとんどは10〜20秒間、石鹸を良く泡立てて両手を擦り合わせることで除去できる。（注意：手袋をしていたときでも手を洗う）。十分に防止するため、時計とかブレスレットを外し、それから両手を擦り合わせる。しわ、関節の屈曲部、爪の周り、しわの部分にも注意する。爪の先、周囲はブラシを用いて洗う。（爪は常に短くしておく。）

　汚れがひどい場合には、時間をかけて洗う。明らかに汚れているときには、前腕、手首も洗う。水道水で十分に洗い流し、できるならば使い捨てのタオルで拭いて乾かす。屋外で水道水やせっけんがない場合には、とりあえず泡状、あるいは液体手洗剤を使う。再度、できるだけ早く手を洗う。

Ⅵ 身だしなみ

（救急隊員としての手洗い）

　消防機関の多くは、汗と汚れを潔しとする消火活動を振り出しに、救急隊への登用が始まります。物象から感情を持つ人を対象にした活動へ大きく転換することになりますが、言葉づかいや資器材への愛護に対する認識だけでなく、資器材、救急自動車をはじめ自分自身に対する衛生観念を強く植え付けなければなりません。

　極端な例として、体力練成や消防隊のホース整理を手伝っている最中に、救急出動がありますと、手も洗わずに救急車に乗り込むことをしかねません。洗面所に駆け込み石鹸で手を洗っても、10秒とかからないでしょう。手洗いに時間を要して、仮に現場到着に10秒の遅れを生じたとしても、不潔が原因で相手に重大な結果をもたらしたのとでは比較になりません。これは、特段、咎めだてされるようなことではないと思います。

　多少、うがった見方かもしれませんが、救急隊は感染防止のために取るべき事前の措置を、教科書から観念的に教わるだけで清潔を前提にした実習を取り入れてないとしたら、実に残念でなりません。救急隊の養成課程に手洗い要領を取り入れることは無論、全ての実習前にきちんと手洗いを励行させる習慣付けの重要性を徹底的に再認識させるようにしたいものです。

　実際の場面ではディスポーザブルの手袋をして応急処置に当た

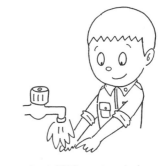

りますので、事前の手洗いは不要であるとの考えもありましょうが、これは間違っています。あくまでの医療従事者が基本的に身に付けなければならない衛生観念を、どのように認識しているかなのです。このような捉え方をしている人は、資器材の取り扱いや応急処置を実施する際の清潔や消毒・滅菌に対する配慮も言わずと知れたことです。

　資器材を使う、傷病者に直に触れる、手は労働の道具として使われ、最も汚染されやすい身体部位です。私たちの手は"バイキンだらけ"なのです。1時間ごとの手洗い励行に加えて、何か事の後に手を洗うことを徹底的に義務付けたら、MRSA（メチシリン耐性黄色ブドウ球菌）※感染症の発生が1/3に減少したという報告もあります。

　平成21年の豚インフルエンザの流行時には、マスクの量産が追い付かないほどに国民をパニックに追い込みました。新種のものへの異常なまでもの警戒心のお陰で手洗いの励行が見直され、街中の施設の洗面所に貼られた6コマの図解ポスターに、うれしいような悲しいような複雑な気持ちにさせられました。手洗いよりもマスク信仰のほうが勝っていたようですが。

　手洗いは簡単で、しかも効果的な感染防止法で最も基本的なことです。「たかが手洗い、されど手洗い」、手洗いに勝る予防法はありません。実際の見た目にも清潔に保ってこそ、救護を求める傷病者へ差し出す手となり、いくら清潔にしても、し過ぎることはありません。"出場指令が流れたら、まずは手洗いを"今一度、しっかりと習慣付けるよう心がけて欲しいものです。

　子供を躾るかのごとく、あえて耳障りなことを書いてしまいました。

※MRSA

　黄色ブドウ球菌は健康な人の鼻腔、咽頭、皮膚などから検出され、免疫力の低下により感染を起こすことがあります。抗生物質メチシリンの薬剤に対して、抵抗性を持ち薬剤が効かない、あるいは効きにくくなります。

コラム　　救急電話相談事業（安心安全センター、#7119）

　この事業は、住民が救急隊の要請過程に至る直前、すなわち傷病等の重症度・緊急度を適切に判断できない場合に、専門的な知識を持った者から助言を受けるもので、助言内容は、①救急車を要請するか、自分で医療機関を受診するのか、②受診までの時間的な余裕等の受診手段が主なものです。

　これにより、①住民の健康上の不安を事前に解消できる（住民の経済、労力の負担軽減ともなる）、②受診判断に際して段階的な制度が構築されていることにより救急車の適正利用の意識が社会全体で作り上げられる、③相談内容をフィルターにかけることで潜在的重症者を発掘し、早期に、適正な医療過程につなげられるとともに、医療機能に応じた救急医療を提供できる、④救急車の適正利用につながり、資源が有効配分・活用されることになります。

　核家族の進展により身近に相談者が存在することが少ない地域社会において、傷病に関する専門相談者のアドバイスを得て、適切な医療機関を受診できる体制が構築されることは、住民の安心・安全につながるものです。全国規模として、小児のみを対象とした小児救急電話相談事業（#8000）も別途、構築されています。

Ⅶ 伸　長

1　経験を活かす
2　自分を伸ばす
3　部下を育てる
4　満足感を持つ
5　糧にする

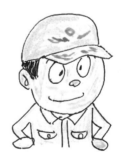

VII　伸　　長

① 経験を活かす

（経験を蓄える）

　"知識と実践との行ったり来たり（交流）"を絶えず行うことによって、知識が初めて自分の血となり肉となります。経験を重ねることで、その人の持つ技能の正確、スピードが増し、研ぎ澄まされたものへと高まることは無論ですが、経験を通してさらに基本形を堅固なものにすると、今後、遭遇するかもしれない新たな場面にもスムーズに適応できます。

　救急活動ほど経験が生きてくる職はないでしょう。同じ病態であっても、症状の現れ方、置かれた状況、傷病者の訴え方などが違ってくるように、一つとして同じ事例はありませんが、そのような場面にうまく対応できるかどうかは、経験の蓄積にも左右されてきます。

　当然に機械とは異なる傷病者の個別性の表現は、色々な要素の組み合わせです。例えば、年代、発症前の行動、胸痛の性状、過去の既往症、生活習慣、食生活、嗜好、家庭や職場環境などの要素が胸痛の発症に少なからぬ影響を及ぼす場合、これらの要素を組み合わせただけで、理論上は何通りもの事例が出来上がります。

　救急隊員の行う応急処置や搬送先医療機関の選択に際しても、数少ない判断要素の中から決定的なものを見いだし、行動に移さざるを得ません。これは余程注意しませんと、ある意味では物事を短絡的に判断する、あるいは、すぐに結果に結び付けるという危険性をはらんでいます。本来なら諸要素の組み合わせに応じ細分化された処置内容や搬送先が決まるはずなのですが、あまりの細分化による運用は、実効的でなくなってしまいます。

（知識と実例を交流させる）

　救急隊の養成課程では、実例を見ずして知識だけを頭に詰め込む学習法が一般的です。ショックの典型的な症状としての冷汗、蒼白、脈拍微弱など、実際に遭遇するのは現場に出てからであり、実例を目の前にして初めて知識が本物になります。経験を積む過程で知識を実例へ、反対に実例から知識へと、"知識⇔実例"との交流を絶えず繰り返すことで、現場での使用に耐え得る技能となるのです。

　これが経験の力であり、経験を一回限りの症例に終わらせるのではなく、常に知行一致の過程を経ることが大切です。現場での"知識⇔実例"の相互作用が自己の技能を高めてくれます。その技能は千差万別であり、実例への的確な対応力、応用力へと発展します。

　両者の相互作用について、簡単な**図**にしてみました。

①は、知識と実例の相互作用を繰り返し経ることにより、実例を踏まえた知識への昇華度合いも高く、さらに応用力が高まります。

②は、実例から得られた知識が単に蓄積されるだけです。

－　157　－

図17　知識と実例の相互適用

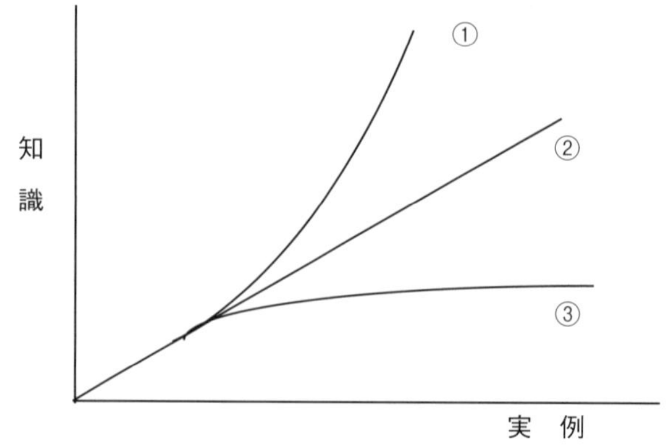

（縦軸：知識　横軸：実例）

①
②
③

③は、実例から学ぼうとしないために知識の停滞が起こります。

　救急隊は、一つとして同じ症例はないというほどに、現場で様々な症例に遭遇します。救急現場は、それこそ宝の山です。貴重な実践の連続の日々です。これを自己研鑽に活かさない手はありません。

（経験を応用力に変える）
　救急隊の養成課程１か月半足らずの期間に盛りだくさんの科目があり、知識を覚えるのに精一杯で、当然に実務的には消化不良の状態です。それは致し方ないのですが、それをポケットに仕舞いこんだまま、生かじりの状態にしておかないことです。机上の知識と現場での実例との統合を図ることによって、初めて血となり肉となります。現場での傷病者の多様性・個別性にいかに適正に対応できるかが、経験を通した応用力です。
　夜中に上体を自分で起こせないほどに重度の呼吸困難をきたした高齢者に対して、救急隊が身体を起こして様子を見ます。酸素を投与し、医療機関の選定中には顔色のチアノーゼも消失、呼吸も幾分か楽になり、会話もどうにかできるようになりました。このような適正な対応が取れるのも、呼吸困難の場合は半坐位にするという知識を前提にしているのです。今まで抽象的に捉えていたものを実際の傷病者に実践して、適正さが実証されて、初めて知識を体得したと言えるのです。
　さらに応用過程へと移りますが、これまでのように定理通りに対応できる場合とそうでない場合があることが分かってきます。以前の経験症例と違って改善がみられなかった場合に、新たにどのような行動計画を取るかを迫られます。酸素濃度をさらに上げてみる、上体をさらに引き起こし頸静脈怒張の有無を確認する、両下肢を下に垂らしてみる、指導医に指示を求める、色々な試みが出てきます。これが応用、積極的な経験なのです。このように積極的な経験を積んでいきますと、事前に把握できた状況聴取や既往症を前提にした対応要領について予測がで

き、早い段階から傷病者に適切な対応が取れるようになります。

　これまでの過程は教育内容を現場で実践し、実証を得ることですが、経験の蓄積だけに終わらせるのではなく、反対に事実や現場から学ぶことも重要です。絶えず変化をしている事実や現場から普遍的、抽象的な概念ができないか、数多い貴重な症例をもとに新たな普遍性を構築するのです。これが理論構成の土台になります。

　救急現場の特性を踏まえた理論構成については、今後、救急隊が取り組んでいかなければならない大きな課題であり、概略的なことは、「Ⅷ探求、2救急業務を措定する」に譲ります。

　今まで述べてきた知識と実践、教育と現場との作用を**図18**に表してみます。

〔文化を作る〕

　究極的には、経験を本人だけの蓄積に、終わらせないようにしなければなりません。物事は単にノウハウの学習、経験だけではないはずです。

　茶道は、その手順である点前の礼儀作法だけでなく、茶室や茶庭などの空間、客人をもてなす心とが融合した総合芸術であり、さらには慎み深く行動する"わび・さび"の精神文化でもあります。安土・桃山時代の千利休の教えが延々と受け継がれ、多くの人が興味を持つのは礼儀作法の伝承だけでなく、その奥義を極め文化にまで昇華したからではないでしょうか。

　救急隊の活動にも長い歴史があります。ここでの歴史とは単に継続性だけを意味するのではないのです。先人たちの救急業務に対する心、人を救護する心が継承されているのです。「Ⅱ心構え、2救急のプロフェッショナルになる」で述べたように、救急隊の活動を、より深遠なものにするためには、その心でもって独自の文化へと高めていくのです。

図18　本物の知識

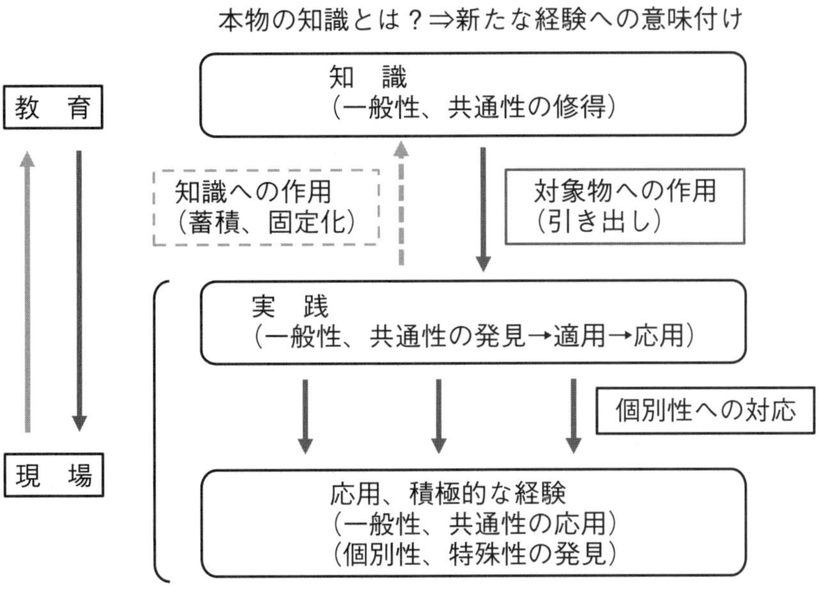

本物の知識とは？⇒新たな経験への意味付け

－ 159 －

2 自分を伸ばす

（磨き続ける）

　レオナルド・ダ・ヴィンチの「鉄も使わなければ錆び、水も用いなければ腐る、人の知力も
また絶えず用いなければ、結局退化する」という著名な言葉があります。また、私の好きな沖
縄民謡「ティンサグ（ほうせんか）の花」に、「たからだまやてぃん（宝石も）　みがかにばさ
びす（磨かなくては錆びてしまう）　あさゆちむみがち（朝晩心を磨いて）　うちゆわたら（世
の中を生きていこう）」という歌詞があります。洋の東西を問わず、自分を磨く教訓には事欠
きません。

　救急隊になる、あるいは、救急救命士の資格を取ることは、人の生命を守る活動をしていく
上での必要な条件となり得ますが、救急隊であり続けるための十分条件として、その後の自己
研鑽が欠かせません。資格取得を最終目標にし、あとは金科玉条のごとく資格にあぐらをかい
て活動をする、これは傷病者に対して失礼千万なことです。資格を取得して初めて、地域での
活動開始のスタートラインに立つことができたに過ぎないのです。

　応急処置の手技は救命の目的を果たすための手段ですが、手技を常に最高の状態に維持する、
これがプロフェッショナルとしての救急隊に求められます。プロフェッショナルの定義に高度
な知識、技術の保持を挙げましたが、常に磨き続ける努力を怠らないようにします。

（基本をベースに発展する）

　能楽師の世界に "守・破・離" という言葉があります。まずは師匠からの教えを守り、その
次に自分なりの創意工夫を加え守ってきたものを破る、最後には師から離れて自分の形を築く
という学びの極意を諭すものです。師匠は、いきなり応用ではなく基本を教えます。これは基
本からの広がりが限りなくあり、純粋無垢で潜在的な可能性を秘めている弟子が、これから成
長していく過程で、自分色に染まってくれるのを期待しているのです。技術、行動は基本に忠
実なことが肝心であり、日々の研鑽の中で愚直に繰り返すことで、そこから自分なりのやり方
を見つけ、次第に自分の血となり肉となります。

　静脈路確保の手技の習得について、前段部分を省略した穿刺場面で説明します。針の持ち方、
穿刺角度、穿刺個所の皮膚面の緊張度、針の進め方など、訓練人形を使って繰り返し練習しま
す。いかんせん模型は実際の人とは異なりますので、数回やるうちに同じ動作の繰り返しの光
景が見られるようになります。これまでが基本形のマスターで、訓練人形を用いた習熟の限界
です。しかし、現場には、静脈の走行、血管の硬さ・大きさ、やせや太りの体型など、基本形
を変えてしまう可変要素があまりにも多く存在します。これらの要素を踏まえて技術を応用し
なければ、うまく現場では対応できません。

Ⅶ 伸　長

　虚血したCPAの傷病者は静脈の走行状態が捉えにくいので、暗影を利用してより浮き出す工夫をする、軽く触れてできるだけ直線状の部位を選定する、虚血しているので穿刺針を刺すときの角度を小さくする、静脈穿刺時の力加減を工夫してみる、進めながら静脈弁を針先の感触で知る、虚脱した静脈の感触を知るなど、自分なりに疑問を抱きながら解決法を探り出します。

　病人も一人ひとりが例外者であると言われるように、救急現場も一つとして同じではないはずです。しかし、活動や対応の際に根幹となるものがあり、これはいずれの対象にも共通です。そのためにまずは、基本形をしっかりマスターし、目の前の対象に適合させるには基本形をどのように変えていくのか、このようなことを一つずつ、できるようになることが成長なのです。

　教育は集団を対象に同じ内容で一斉に指導していますが、結果として教官のコピーや金太郎飴は出来上がってきません。かえってゾンビーのような救急隊がうようよと同じ行動パターンを取っていると考えるだけで空恐ろしくなりますが。これは何も教育の仕方が悪いということではなく、教育の意義として捉えます。学習者は基本を習得した後、各自で様々な試行錯誤を

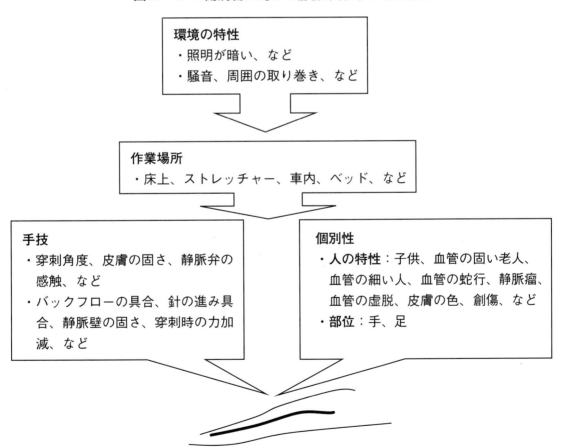

図19　CPA傷病者に対する静脈確保時の可変要素

― 161 ―

繰り返す、あるいは、思考・行動過程を経て、その中から新しいものを生み出す多様化が始まります。

　自分なりの思考で知識・技能を定着させていく過程において、その人の人格に結び付き、その人らしさ、個性化が生じます。このような学習の積み重ねによって、それぞれが成長の証しとして理想の救急隊像を作り上げていくのです。

　技術には具体性があり努力の成果がはっきりと評価できますので、このテーマを引き合いに出してみました。物事の考え方、捉え方についての抽象的な概念が実践との関わりの中で、どうあるべきかを常に問いかける学習を忘れないようにしなければなりません。

　これについては、「Ⅲ　技能、1 現場力（臨地の知）を得る、⑵知識」で述べています。

3 部下を育てる

（コツ・カンの効用）

　CPR、創傷処置、気管挿管など、救急隊が現場で行う応急処置は、技術的な要素が非常に強く、それぞれの消防本部は、微に入り細に入り、その手順を決めているのが一般的です。現場で実際に技術を適用する際には、基本的な手順を一通り覚えなければなりませんが、手順を覚えただけで実際にスムーズに実施できるかといいますと、なかなかそういうわけにはいきません。

　例えば、心臓マッサージの際の垂直に胸部を圧迫する行為を取ってみても、腕の伸ばし、左右の手の組み、上体の背筋の伸ばし、両膝の開き、傷病者の体側への近づきなどの基本的な体勢作りから始まり、実際のリズム取り、上体による力の入れ方・抜き方など、基本的な手順に含まれない要素がたくさんあります。一連の行為を水の流れるごとくスムーズにつなぐ潤滑油、いわゆる"コツ・カン"が必要なのです。

　応急手当の講習で、初めて心肺蘇生法を教わる一般市民の受講者を見ますと、パーツとしての手順を覚えるに非常に汗だくになり、まさに挑戦しているような光景です。反対に、救急隊は手順とあわせて、これらの要素をきちんと習得し、少ない労力で効率的に実施していますが、この"コツ・カン"が一定の処置効果を維持しながら長時間継続することにつながります。

（学ぶがわの態度）

　救急隊の養成課程では処置技術を教わりますが、ある程度の時間をかけ実践を踏まえながら行う職場での指導が非常に効果的です。職場には、今までの経験を踏まえ、勘所を押さえたノウハウをふんだんに蓄積した立派な先輩がいますので、彼らから学ばない手はないのです。当然に教えるがわと教わるがわとで、お互いの共通目標がなければ、指導、学習の効果はなかなか期待できません。かつて職人の世界では先輩の技術は盗んで覚えるものでしたが、今ではしっかりと伝える・教えるものである、というふうに変わってきています。しかし、「馬を水飲み場まで連れて行くことはできるが、水を飲ませることはできない」の例えのように、教わるがわの学ぶ意欲が最も大切です。

　言われたことをできないのは論外です。教わったことをしっかり受け止め、真意までを汲み取ろうとする貪欲さを持ち、修練して指導者の期待に応えてやるのです。さらに習得した技術を困難な状況で確実に実施し、納得できる成果が出たときの喜びや達成感を感じる、実践を積み重ねるなかで救急の本質は何であるかを、しっかりと認識することが大切です。

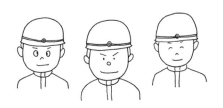

（教えるがわの能力）

　教えるがわでも自分の持つ技術をしっかり教え込むという認識と、相手をどれだけ成長させられるかに挑戦する意気込みを持たなければなりません。部下が自分と同じように高度な技術を持つ姿を見て指導の励みにできます。当然に伝える技能が陳腐ではいけません。相手が持ち合わせていない技能を伝える・教えるのであり、そのためには教えるがわが学び続けなければ、指導を受けるがわは、なおさら伸びないのです。お互いに検討し合い最高の技術に仕立て上げ、習得の"コツ・カン"を取り入れた指導要領を工夫しますと、客観的にも大きな効果が期待できます。

　対象者の能力、対象者数、指導内容などによって様々な指導法がありますが、伝える、伝わるという意味では1対1の指導形体が最も望ましいことです。しかし、救急技術の指導法は、一度に複数人を対象にしても十分な効果が挙げられます。指導者の目が行き届き、気軽に質疑応答ができ、お互いの熱意が分かり合える人数で行うことです。当然に技術の内容、レベルは客観的なものでなければならず、指導者によって差を生じないようにします。あるCPRの指導会場では、各班に指導者が置かれていますが、実際の技術指導はビデオによる展示・指導で統一を期するやり方をしていました。

（文化を育てる）

　消防組織の救急は技術保持者の集団です。自分たちがこれまで維持し社会に信頼されてきた技能を継承させるのは、自らに課せられた義務であるとの認識を持ち、組織を存続させるための役割を心得ていなければなりません。職務の根幹をなす知識、技術を伝え共有し合うことによって、職務に対するそれぞれの喜びが生まれ、それが組織の成長へとつながります。

　ご多分に漏れず消防の世界でも団塊の世代が大量に職場を去り、旧来の徒弟制度に似た指導方法が希薄になりつつあります。いずれの消防本部でも技術伝承の危機が懸念され、組織全体の技術維持や職場の活力向上などの対策に躍起になっています。

　技術集団の規範として、いいものを人から人へ伝える、部下を育てる文化を組織の中にしっかりと根付かせておかなければ、社会から信頼される組織の存続もおぼつかなくなります。

VII 伸　長

4 満足感を持つ

（成長を追い続ける）

　職業に対する目標やレベルは人それぞれですが、自分なりに心した目標を達成したときには満足感に浸ることができ、これを励みにして、さらに目標にする課題を広げたり、あるいはハードルを高くするなど、チャレンジの気概が生まれてきます。

　マズローの欲求の４段階に代わり人間の欲求を「生存（Existence）」「関係（Relatedness）」「成長（Growth）」に区分する、米国の心理学者アルダファーのERG理論が一般的に用いられます。「生存」は飢えや渇きへの生理的欲求や賃金、利益などの物質的欲求で、「関係」は家族、上司、同僚など重要な他人との人間関係に関する欲求、「成長」は自己並びに自己の環境に対して創造的、生産的でありたいとする欲求です。この成長欲求の満足は、人間が自己の能力をフルに利用し、さらに新たな能力を開発する必要のある課題に従事することで得られるとしています。成長欲求への満足が高いほど、より一層希求されるようになり、自己を高める、進化させる起爆剤になるのです。

　「Ⅲ技能、１現場力（臨地の知）を得る、⑵知識」の小論では、「本物の力は余力がなければならない、これは年数がかかる」と、料理大家である辻嘉一さんの言葉を紹介しました。また、プロフェッショナルを紹介する諸誌コラムでは、いわゆる職工、職人と称される人たちが、「なかなか自分で満足するものは作れません。一生勉強です」と語っているのを見かけます。満足感を持つためには、慢心をかなぐり捨てた自戒の念での精進が必要なのです。

（やりがいを感じる）

　救急隊アンケートで、「救急隊としてのやりがいを、どのようなときに感じるか」の質問に対し、次のような回答が得られました。

① 　家族から直に感謝の言葉をいただく。お礼の手紙を受け取る。わざわざ消防署にお礼に来てくれたとき

② 　傷病者の安心した顔を見たとき

③ 　家族のためにすばやく医療機関へ搬送できたとき

④ 　救命対応の事例で呼吸・脈が回復したとき。傷病者の容態を悪化させずに活動ができたとき。コミュニケーションの難しい傷病者が心を開いてくれたとき

⑤ 　自分の観察結果と病院での診断結果が一致したとき。医師から観察・救急処置をよく評価されたとき

　④、⑤より①の回答数が圧倒的に多いのに、内心びっくりさせられました。当然に家族から感謝の言葉をかけられる背景には、自分が最高の技能を発揮し応急処置ができたことへの満足

－ 165 －

感や充実感があります。しかも、人を救護する目標を達成できたときの自己満足はもとより、それを他人から客観的に評価されると、さらに高い満足感につながるのです。

　あわせて救急隊を目指した動機についての質問に対して、当初から救急隊員にあこがれて消防職員を目指したとの回答もありましたが、ポンプ隊員として救急現場に出場し、応急手当の資格※を活かして救護活動をするなかで自分の無力さを感じ、もっとよい活動をしたいという、まさに「成長への欲求」への回答が比較的多くみられました。

　これは、傷病者に対する技術的、実践的な関心を寄せる、自分の知識、技能の向上への希求です。先の客観的評価に対する満足感と対立するものではなく、本来、両者は表裏一体となるのが望ましいのです。

（自己形成の過程）

　「Ⅲ　技能、1現場力（臨地の知）を得る」「同、5傷病者から学ぶ」で頻繁に触れたように、まずは学習で得た知識と実際に傷病者を扱う実践との統合を図かり、さらには現場から学ぶことにより新たな知識を獲得する、このように"知識⇔実践"の相互作用によって自己形成の過程が出来上がります。実践とは、まさに自己形成の過程における対象物への働きかけだけでなく、そこから得られるものとの統合であるとするならば、当然に対象物からの精神的な反作用も含まれます。

　前述の辻さんの言葉にもあるように、まさに自己能力の成長過程である修業を積んだ心や百二十も百三十もの力でもって食べる人に喜んでもらえるような味（反作用）になるというように、成長と評価を欲求の同位で捉えているのです。

（評価を意識し過ぎない）

　懸命の訓練の結果、現場できちんと手技を実践できるようになった、これには自己評価の側面が色濃く出てきます。反対に全ての行為を首尾よく果たせたにもかかわらず、相手が満足しないという事態を招くこともあります。サービスの善し悪しを判断するのは、相手がいかに満足するか、あるいは期待度との一致であります。同じサービスでも、その印象は受ける相手によって大きく異なってきます。

　「Ⅱ　心構え、2救急のプロフェッショナルになる」で述べたように、いくら経験を積んだベテランが最善を尽くしたとしても、必ずしも100％理解、満足されるとは限りませんが、自分の進むべき道として何が正しいのか、また何を理想の目標とするか、心の中の思いを強く持ち自分を信じて進んでいくことが大切です。刹那的な自己への達成感に終わるのではなく、常に自己を高めていく、自分の能力を積極的に活用していく姿勢を持つ、ひいてはそれでもって社会的な評価がきちんと得られることで、満足感につながっていくのではないでしょうか。

　救急隊にどれだけ人の目が向けられているのか、注目、期待、羨望に気付き、それにどう応えていけるかを意識することも、ある意味では大切なことかもしれません。社会的な使命を負

う救急業務を集約して言い表しますと、社会との関わりの中で、どれだけの貢献ができるかなのです。

※応急手当の資格

　消防隊員以外の一般の方で一定の講習時間を修了しますと、骨折の固定や心肺蘇生法、窒息異物除去などの知識保有者として応急手当の資格を有することになります。消防職員にも一般住民が行える応急手当の知識・技術を習得させて、住民指導やPA連携の現場活動で積極的に活用しています。救急隊員の資格を得るためには、さらに法令で定められた一定の研修を受けなければなりません。

5 糧にする

（誇りにする）

　長年、同一の職に身を置いていますと、自分は何をやっているんだ、これでいいのだろうかと、いつしか自責の念にかられたり、あるいは、職業に対する価値観が薄れだすような時期が到来するかもしれません。それを打破するには、うぬぼれでもなんでもない自分自身を尊ぶことの大切さを素直に認め、自分の仕事を信じることです。

　救急隊になる動機はそれぞれですが、他人にも誇れるものであったはずです。崇高な理念を持ち、目標に向かって邁進していた頃の自分を思い出してみてください。救急隊を目指すために、なぜ歩合の高かった自動車のセールスマンをやめたのか、一流企業のサラリーマンでなく、なぜ今、救急隊として活躍しているのか、その意義を再度、見直すのです。

　傷病者を救護する今の仕事に対して、自分の貴重な時間、体力を投資するだけの価値がないと、思っているのではないでしょうか。人を救護することは、時間、労力だけで計れるものではなく、ましてや自動車セールのように１台ごとに対価を得るものでもないはずです。（医療経済的な捉え方で、救急隊の処置によって重症化への進行を阻止し、入院期間の短縮により生産活動に一日も早く戻れた。あるいは一人の生命を救い、社会復帰をさせ経済的な損失を最小限にした医療費という対価がありますが、救急隊の範疇ではないのでコメントはよします。）

　自動車セールマンのように一般の労働者は、月２台以上のノルマを上げろと言われますと、そのために残業をもいとわずに一生懸命、頑張るのです。自動車を引き合いにして、話の内容が稚拙になりかねませんが、人の生命を救護する救急活動に対する価値判断は、利益追求や経済性重視ではなく、"その人の思い・熱意"なのです。極端な言い方をすれば、好きだからこの仕事をするんだ、自分にとって価値があればいいんだ、自分の能力を傷病者のために磨くんだ、と崇高な理念を持ちながらも、いたって単純な思いで割り切ることが必要です。

（評価する）

　自分は最高の仕事に携わっている、自分が天職として選んだからには自分の仕事を信じるしかない、いずれ仕事に対する本当の価値が分かってきます。自尊の念、仕事に対する誇りで自分を支えていくしかありません。自分でさえ誇りにできない職業を他人や社会がどうして評価できるのでしょうか。自分が自分を尊敬して初めて他人からも感動と敬意を得ることができ、社会的にも評価されるのです。

　非常に厳しい言い方かもしれません。しかし当然のこととして救急隊を要請した傷病者に対し、常に最善の結果を出さなければならないという信念を持ち続けなければなりません。そのためには自分の技術が陳腐でなく常に研ぎ澄まされ、知識の新鮮さを保つのです。ケガや病気

－ 168 －

をした人の病態は、何の手も当てないと悪化の方向を辿るのが一般的ですが、その逆は真であると言えないだけに、一つの活動事例を結果だけでもって評価することは、ある意味では適切ではないかもしれません。

　そのことがまったく社会的に何の貢献もなさない、無益なものであるということではありません。救急業務の社会的な役割は大方が認めるところですが、非科学的な要素を多く内在している生命だけに、行為と結果との均衡が必ずしも保てるわけではありません。しかし、最善の結果を出す努力を片時も怠ってはならないのです。活動には、このような特異性があるということを十分踏まえた上で、傷病者に対する接遇や行動要領等についての評価がなされるべきです。

　人は他人のチェックを受け、客観的に評価されることを成長の糧にする一面もありますが、他人の評価ばかりを気にしていたのでは、かえって全ての面で萎縮しかねません。救急現場は救急隊単独の行動であり、活動そのものが第三者によって評価されにくい側面もあります。ならば、自らが活動基準等に照らし合わせて、PDCAサイクルを用いて自己評価するしかありません。その結果をできるだけ素直に受け入れなければならないのは、当然のことです。誰もが自己評価を高くする傾向にあることは否定できませんが、実施した処置、行動の中から確かな証拠を把握するように努めます。一人で行動できる、自分を客観的に判断できる、自分で管理できる、そのような辛い選択をしなければいけないのが、プロフェッショナルなのかもしれません。

（成長する）

　生あるものは絶えず活動し、成長、あるいは衰退のいずれかの過程を取ります。これはプロフェッショナルにも当てはまることで、現場活動を通して常に成長過程にあります。「Ⅶ伸長、4満足感を持つ」でも述べたように、ここでの成長とは、単に高度な応急処置技術を学ぶことを意味するのではありません。職務が自分だけでなく、組織、社会にとって、どのような意義があるのかを真っ向から捉えていくのです。

　また、人の生や死について考えさせられます。他人の家庭やプライバシーまでに遠慮なしに介入したことを自分の家庭に重ねてみるなど、想像を越えるような影響を受けていることを認識できるに違いありません。

　まさに救急現場というものは人間社会の縮図であり、未知への世界に足を踏み入れ、これまでに体験できない人生の意義を教えてくれる、ある種の野外授業のようなものです。このように自分の専門性の中でいかに成長するかは、自分が何を見るかによって決まってきます。

　仕事をしていく上での限りない挑戦は、プロフェッショナルとしての経験に自分の世界観を統合することでもあります。プロフェッショナルとしての概念を発展させるために、救急活動は素晴らしい機会を与えてくれるものです。

　プロフェッショナルとして救急隊の持つ専門性は、生涯において偉大な職業の一つなのです。

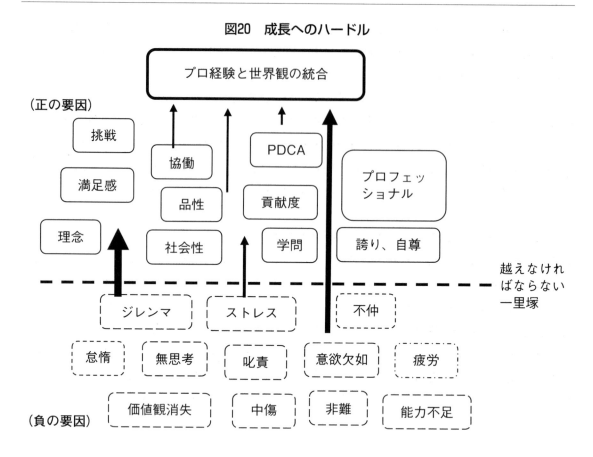

　人生における大きな意義を与え自分を段階的に成長させてくれる、日々のターニングポイントに常に我が身を置けることに、かえって感謝しなければならないのです。

Ⅷ 探 究

1 これからの学び
　　－新人救急救命士に送る－
2 救急業務を措定する

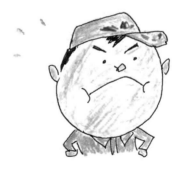

1 これからの学び —新人救急救命士に送る—

（自ら学ぶ）

　がむしゃらに勉強して救急救命士国家試験に合格、期待に胸躍らせ、いよいよ現場へ。しかし、シミュレーションで経験したような症例は年に数回程度、しかも事案のほとんどが軽症、このような現場経験をしていくうちに、燃え尽き症候群に陥ることがあるかもしれません。

　救急隊の役割として多様な業務や高度な技術が要求され、また、社会性を考えますと、ますます現場力の向上が求められます。専門的な医学知識を持ち合わせていることは必須の要件で、現場活動に必要な知識、技術がないことは決定的な負の要因でもあります。

　これまでは与えられた課題を次々にこなせる能力が重視されました。専門的な知識や技術の習得が重要であることは言うまでもありませんが、これを一義的に捉えることで、大事なことを見落とすことがないようにしなければなりません。救急隊の能力は、救急活動が行われる場所だけで発揮できればよいものではありません。活動を終え、署に戻って1件落着ではないのです。これからは、救急とは何かを追い求め、自分にとっての救急を"創造"していくのです。これまでのように与えられるままに知識を受け止めるのではなく、その知識に対して自分から問いかけ、自分自身の救急として統合していく、「学びの育成（学び方の学び）」が必要なのです。いわゆる、自己主導型学習の獲得です。

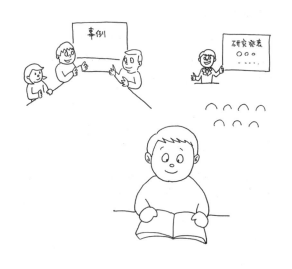

　現場へ出て対象物（傷病者とその人を取り巻く状況、あるいは現場の状況等）をどのように見るのか、捉えるか、解釈するか、判断するかによって、救護活動の内容が変わってきます。自己主導型学習の必要性を認識しているか、そうでないかによって傷病者への対応までが異なることになるのです。

　それぞれの判断に基づいて活動内容が変わることは当然でもあります。しかし、傷病者救護の根幹になる処置内容・レベルの個人差を、そのままにしておいていいのでしょうか。病院前救護では傷病者の生死が救急隊に委ねられていますが、傷病者側からみて運、不運だけで済ますわけにも、いかないことは分かり切ったことなのです。

　手順をプロトコールどおりに丸覚えさせるのは、初心者を一定レベルに引き上げるための効果があります。それだけに特化し過ぎて、本質的にものを考えなくなってはいけません。新た

なものを習得するには、徹底して基本となる「形」を覚え、さらに現場経験を踏まえて、自分で工夫しながら自分なりの「型」に作り上げていきます。気管挿管のシミュレーションの際、コミュニケーションが取れない人に、なぜ「硬い管が口の中に入りますよ」と言っているのか、特定行為の時は多弁になるが、心肺蘇生処置や血圧測定時は無言になる、これまでに疑問も持ったことがありますか。おそらく、養成課程では、教官が展示して見せる手技に何の疑問も抱かずに、動きの一挙手一投足、傷病者に発するセリフを覚えるに必死でした。学芸会の園児と一緒で教えられた通り、舞台に立つのに精一杯の状態。これまでは形を覚えるだけで、対象者の捉え方、行為の意義について訓練人形の概念の域を抜け出せないのです。

　心にしみる言葉、いたわりの気持ちが現れた手足の動きは、傷病者の前で演じてではなく、自分の身についてこそ本物となるのです。新たな疑問、問題が生ずるごとに自らの力で解決していく、必死になって考える、工夫するプロセスなしには、本当の意味での学ぶということにはなりません。

（再構築する）

　現場では待ったなしの傷病者対応を迫られます。これまでの訓練人形相手の形式的（お作法的）行為から脱却し、重症傷病者とはどのようなものか、病院前救護体制のもとでの「救急とは？」の問いかけを絶えずしていきます。

　これまでの訓練人形では、救護の受け手である「生命が危険な状態にある、いわゆる重篤傷病者」の状況が十分にイメージできず、重症傷病者を意識した真に迫った活動はできませんでした。これからは手技や手順を覚え込むだけの学習やこれまでの対象者の認識を脱却し、救護者としての視点を持って対応することです。このことが、はっきりした形で意味付けられない限りは、現場での具体的な行動変化にはつながりません。自己中心的な技術の提供に終わってしまう危険性が大いにあるのです。

　担架搬送の例でいうならば、知識を覚えて練習することで担架搬送の手順要領を身に付けることができます。しかし、「担架による傷病者搬送」が分かるためには、担架を曳行するという行動を実際に行い、傷病者の立場に立った適正なスピード、高さ、カーブの曲がり、曳行しながら傷病者に対応することの難しさ、担架に乗せられてでこぼこ道で嫌な思いをしたり、反対に十分に説明されて安心であったという傷病者の思いなどなどが、想像できなければなりません。

　また授業では、記憶の限界に挑むがごとく多くの知識を習得しました。おそらく、実践に向けた具現化には消化不良のままで、しかも学んだ知識、技術が現場でどのように活かされるのかをイメージできていません。これからは、この知識、技術を手掛かりにしながら、新しい概念や知識、技術を再構築する働きかけが必要になります。これらが皆さんの中で「担架による傷病者搬送」という内容で新たに再構築されて始めて、真の知識として了知されるのです。いままで訓練人形を相手にしてきたことを、これからは救急現場での重篤傷病者への対応という

VIII 探 究

認識に切り替え、傷病者がどのように思うのか、これにどのように対応するのかと、積極的に問いながら活動を行っていくのです。

色々と例示できますが、意識状態の観察訓練時に傷病者の肩を叩くことを挙げてみます。叩くときに叩いた本人がどう感じたか、反対に叩かれた傷病者はどう感じるのだろうかを、実施者と傷病者役それぞれが意見を出し合い、自己と他人の相互関係の中から共感的な態度でもって技術を提供するにはどうすればよいか、さらには自分の感覚で受け止めたものを、他人が望むような救護につなげていくためには、どうすればよいかを問うことです。

訓練後の検討会では多くの気付きがあり、多くのことが得られました。傷病者役になった人は、救急隊の絶え間ない声かけによって不安が解消できた、家族役からは、逐次処置内容の説明があり好印象を得たなどの意見があります。また、救急隊長役は、処置・行動内容を熟知した救急隊員の動きにどれほど自分が助けられたかを実感しています。実習で実感した、これらの気付きを現場での実践に、どのように変えていくかを自ら考えていかなければなりません。

これからは、その時、その場面での状況において救急の原点に立ち返った視点を持ち、どのように傷病者や家族に関わり合うか、あるいは医療機関搬送を前提にした応急処置の技術性はどうあるべきかに気付く機会にします。本当の意味での経験とは、新しい概念や知識、技術を自分の中で再構築することです。はっきりとした形で意味付けられ、それが行動に結びついて初めて、「傷病者へ対応する」ことが皆さんの中に構築されるのです。

2 救急業務を措定する

（理論化がなぜ必要なのか）

　現場でもっと高度な応急処置が許されていたならば、救命できたかもしれない、救急業務の目的は人の生命を救うことですので、救急隊に気管挿管、薬剤投与以外の処置も認めて欲しい。これはもっともな主張でした。

　汗水を垂らしながら処置技術の適用、観察用のモニターの判読、資器材の取り扱いと、めまぐるしく活動を展開している姿を見ますと、社会に多大な貢献している業務に感心する反面、このような実態面だけが延々と続いてよいのだろうかという思いにもかられてしまいます。将来的にも新たな処置技術が加わってくるのは避けられません。技術面の拡大だけで高度化へと前進していきかねない救急業務を一度立ち止まって、どうあるべきか自分の足元を見つめ直すべきではないでしょうか。一生懸命に救急業務に携わっている一人ひとりが、救急隊員として生きるとは、どういうことであるかを振り返ることです。救急隊員としての自尊、誇り、喜びがどこにあるかを見つけ出すことです。

　このよう視点で救急業務を捉えなければならないという筆者の思いは、看護が幅広い業務の中で独自の学問として看護学を確立し、看護教育を充実させるなど、彼らの自律的な成長に触発されたからでもあります。書店を覗いても看護関係の図書コーナーが設けられ、看護体系や救急看護、オペ看護、患者対応の専門書、さらには看護論、看護とは何かという、ありとあらゆる類の図書が並べられています。救急隊は羨望の思いで眺めているしかないのでしょうか。長年の歴史がありながら、なぜ救急が看護と同様な発展過程を辿ることができなかったのか。

　救急業務を仮に実践と理論とに分けるとしますと、救急業務の存在理由、土台としての理論がしっかりしてこそ実践があり、その両者がしっかりと融合して初めて救急業務と言えるのではないでしょうか。現在では、処置技術の実践のみが先行し過ぎています。救急業務に理論を持ち込む、構築することは極めて重要なテーマでもあるにもかかわらず、そのような機運さえ芽生えてこない現状に、極めて残念な思いがします。

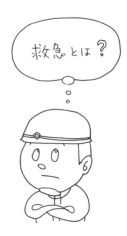

　救急業務の内容を形態的に捉えますと、ケガや病気をした人を救急自動車に乗せて、サイレンを鳴らしながら近くの病院へ搬送する、ただそれだけのことかもしれません。

　では宅配便とどのように違うのでしょうか。彼らは顧客の希望する時間帯に大切な荷物を届けてくれますし、いまや保冷装置の車両によって送り元の状態がそのまま相手に受け渡されるまでになっています。荷物を扱う際に箱の形状や重量等によって並べる位置を考え、商品価値

Ⅷ 探　究

をできるだけ損なわないよう最大限の配慮をしています。当然に人を商品に例えることはできませんが、傷病者のニーズを最大に満足させる形で対応していることは確かです。何にも代えがたい生命であり、それに対応するには科学的でなければならない、あるいは生活に直結する重大な問題ですが、形式的、形態的に捉えると何ら変わるところはないのではなどと、息巻く方もおられるのではないだろうか。

　しかし、同じではありません。同じ運ぶにも人と物を峻別するには、何をもってどのように説明したらよいのでしょうか。救急業務をどのように捉えたらよいのでしょうか。

　「時とは何ですか」との質問に対して、「時とは何かと問われないときには誰でも時とは何かを知っています。しかし、そのように問われると誰もなかなか答えられない」とアウグスティヌス（古代キリスト教の神学者、哲学者と呼ばれる一群の神学者たちの一人）は言ったそうです。救急活動とは何かを聞きますと、小学生でも先ほどの定義めいた内容をきちんと説明できます。このように形態的な捉え方ではすぐに答えられますが、いざ救急業務の実体はということになると難しいのです。

　救急業務とは何であるかということだけでなく、存続し続けるためには救急業務とはどうあるべきか、ということにまで言い及ばざるを得ません。それは正解が見えない永遠のテーマでもあるかもしれませんが、その時々のよりよい解答をもとに、それを実践に移すことによって優れた救急業務を、目指すことができるようになります。

　本題名では「措定する」という聞き慣れない言葉を用いましたが、ある命題に対して仮説を立て、その事象の中から色々な事実を抽出・分析にして、その仮説が確かなものであると実証していく思考過程です。

　消防法に規定する救急業務の定義は、業務全体を概念的に捉えたもので、人の命に関わる救急業務の本質を表現するには、あまりにも平面的です。応急処置、搬送を中心に派生してくる傷病者への様々な働きかけや相互作用の中で、「傷病者の生命に影響を及ぼす救急隊の行為とは？」「傷病者との関わり合いの意義は？」「救急業務の本質は？」など、もっともっと深く考えていかなければなりません。

（理論化は根気のいる作業である）

　物事の全体は、いくつかの構造に分かれますが、救急業務の全体像を捉えるために、まずは、その構造を分析します。ここで注意しないといけないのは、しっかりと科学的に構造を捉えた上で、さらにこれらを有機的で統合性のあるものとして救急の全体像を作り上げることをしなければなりません。理論化の方法は非常に根気のいることで一種の作業（憚りながら、学問を構築していく過程を「作業」と表現します。）なのです。具体的な方法については、省略しますが、拙著「病院前救護学の構築に向けた理論的基盤」（近代消防社）を参考にしてください。
①　救急活動は応急処置、対象とする傷病者の扱い方、行動要領等のいくつかのフェイズからなります。

② 各フェイズを構成する要素を科学的に抽出する（事実の洗い出し）。

③ 事実をカテゴリーごとにまとめます。

④ これを概念化する（「実践からフェイズの本質が導き出されます」→理論化）。

⑤ 全てのフェイズに、前②〜④を行い、大きな概念でまとめます（理論化）。

⑥ 救急業務全体をまとめる（救急業務の新たな仮説）。

⑦ 実践の展開に際して、この理論（仮説）が対応できるかを検証します。

これまでに述べた救急業務を措定するまでの思考作用は、実際に根気のいることですが、これほどまでに徹底してやらないことには、本当の学問は作れないのです。また、理論化とは本質の概念をしっかりと身に付け、これを適用し、目新しいことにも対処できるようにすることです。

救急業務を学問的な意味合いで体系付け、発展させる必要があります。救急現場で完璧な処置、行動をするには、応急処置に関する知識・技術を完全に習得すれば十分ではないかと、救急業務を学問にする必要性をすんなりと受け入れることができない方がいるかもしれません。

科学的な方法で本質を認識すること（これが学問）と、知識・技術を習得すること（これは単なる学習に過ぎない）の違いをよく理解してください。認識とは本質を捉えること、これが学問たるゆえんなのです。救急業務の学問なくして実践はありえません。実践なくして科学としての救急業務の学問はあり得ないのです。

実践とかけ離れた理論はあり得ませんし、その理論が実践の際、適用できるものでなければならないのです。自明のことですが、その実践は救急隊にしかなし得ません。ですから自らの手で学問を作り上げていくのです。

実践から導き出された真の学問は自分だけのものではなく、他人にも同様に受け入れられるようになります。現場は宝の山です。これを手に入れることができるのは救急隊だけです。現場でいることの強みと自信を持って、救急業務の学問のあり方を考えていくのです。

「EBP：Evidence Based Prehospital Care」。救急業務は実践の科学、理論に基づいた救急業務を是非、これから皆さん自身で考えて欲しいと思います。

補　遺

補遺 私の救急人生を作り上げたもの
―救急へのキャリアの道を切り開いた節目を振り返る―

（はじめに）

　東京消防庁に35年間奉職し、その大半を救急業務に携わってきた過程を振り返ってみますと、救急への気付きや多くの医師の教えによって成長したような感がします。救急人生を語るには大袈裟な気もしますが、私の苦節の道が読者の皆さんに救急の高みへと導いてくれる手がかりを与えてくれるかもしれない、このような若干の期待を込めて話をさせていただきます。

　看護師以外のコメディカルを養成する大学が多くありますが、1970年当初、保健学部を名乗る大学は全国で2校のみ。新設学部の理念に魅せられて入学はしたものの、投石・火焔瓶が飛び交う真っただ中、単位を取得し卒業できればいいやとの思いで学生生活を過ごしていました。大学後半に人類生態学（文系なのか理系なのか、生物学なのか社会学なのか正体不明）の教室でお世話になったことが、私の救急業務の理念作りに大きな影響を与えたことの一つかもしれません。というのは、世の中の出来事を深遠に捉えることは到底及びませんが、できるだけ複眼的、批判的な視点を持つことの大切さが多少なりとも学べたからです。

（消防庁で学ぶ）

　昭和61年、自治省（現総務省）消防庁救急救助室へ出向、そこでは制度的な観点から救急業務を捉えることの難しさを学びます。ご承知のように予防業務や警防業務に関する規定がやたら多い消防法には、第2条第9項に「救急業務とは」の条文がぽつんとあるだけです。丁度、本条文の改正作業中で、新たに救急業務の対象となる急病の定義、事故と災害の違い、医療処置と応急手当の違い、特に救急隊が応急手当を行う法的な解釈をどのようにするか、熱を帯びた議論が行われていました。

　ほんの数行の条文ですが、一夜にして出来上がるのではなく文字として現れるようになるまでには、このような歴史が凝縮されていることを知り、この一文が救急活動の拠り所で、まさに宣誓布告文であるかのような印象を受けたのです。すでに制定された法律に新たな概念を付け加えるだけの改定作業と、はた目には思われるかもしれませんが、日本医師会や厚生省（現厚生労働省）などの関係省庁との頻回の折衝、覚書の交換などを経て、初めて国会提出となります。その間の担当者の苦労は並大抵ではないのです。10月にはエルサルバドルで発生した地震に国際消防救助隊（IRT）が出動、その後、皇太子行啓による発隊式、さらには国際緊急援助隊の派遣に関する法律が制定されるなど、室内はてんやわんやの毎日でした。私の主な担当は、救助隊の編成基準の作成、AIDS感染防止対策等ですが、当時作成した通知文がいまだに健在なのには、にわか制度家としての冥利に尽きるものです。

　後でも名前を寸借しますが、これらの多難な業務を実質的にこなしていたのは、東京消防庁

－ 179 －

から出向していた尾崎研哉氏です。

（海外救急事情調査で学ぶ）

　昭和63年にサンフランシスコ、ロサンゼルス、ニューオリンズ、ニューヨーク、ワシントンの主要都市の救急事情を調査する機会に恵まれます。特に感銘を受けたのは、各消防本部とも医師の関与のもとでのプロトコールやポンプ車だけでなく、はしご車にまで救急隊員の資格者を同乗させた戦略的な出場体制（東京消防庁では平成12年、同一の救急現場にポンプ隊を向かわす部隊運用、いわゆるPA連携がスタートします。）、さらにはパラメディックの資格更新制度、ムービングシステム（救急隊を署所ではなく、出場件数の多い場所に路上待機させておくもの）など、目を見張るような制度、体制が取られていました。当時の消防総監中條氏に調査概要を報告しましたが、非常に興味を持って聞いてくれたことが印象的でした。

（病院研修で学ぶ）

① 　1年目

　東京消防庁では有識者を交えた諮問機関が昭和41年に設置されており、救急業務のあり方に関する諸提言が行われ、国の施策にまで反映されることがあります。昭和63年、「呼吸・循環不全に陥った傷病者に対する救急処置はいかにあるべきか」は、国の救急救命士制度の創設に先鞭を付けたもので、高度な応急処置（除細動、器具を用いた気道確保、静脈路確保）の導入、これに伴う救急隊員の教育内容等が示されました。

　中間報告を受け、指導者育成のため看護師養成研修と大学医学部委託研修が平成2年にスタートし（合計で20名）、私は病院研修へと。不惑とは程遠い丁度40歳、長女が中学3年生、長男が中学校に上がったばかり、何かと入り用な時期で非常に迷いましたが、諮問事項の実務方で消防庁から戻ってきた尾崎氏が女房説得にわざわざ自宅に押しかけてきました。研修先は東京大学医学部附属病院救急部講師の三井香兒氏（故人）のもと。本諮問の推進リーダである救急部主幹の中根一廸（故人）といい、私の周りは辣腕・敏腕の武者ぞろいで、全然抗うことのできない状態でした。

　期待に胸躍らせて、いざ研修へと。しかし、MRSAが社会的な問題になり始め、実質上、外部からの救急患者の受け入れはなく、救急部のベッドは他科のICU替わり。閑古鳥の鳴く状態（毎日のようにハトが窓辺に来てくれましたが）、薄暗い医局内で本を読んだり、ICU患者のカルテを見たり、疲れたらベッドに横になるという日々でしたが、それでもほんのたまに夜間、休日に患者が運ばれて来ることがありました。窪田がいないときに患者が来るなあと（皮肉っぽく）先生に言われ、それならと意地になって1か月近く連泊をする、そういうひねくれたことをするときに限って、思い通りにはいかないものです。指導者養成として病院へ職員を派遣していることがマスコミ等で相当取り上げられ、テレビには出る、新聞には載るなど、かなりの脚光を浴びたものですが、実態はというと研修とは程遠いものでした。

- 180 -

補　遺

　やはり、預かった身としては気になったのでしょうか。半年程経過し、某市内にある病院へ行くことになります。日々通勤のできるようなところでもなく、ましてや研修の身ですので、自費でアパートを借りる余裕もありません。ここではX線検査室の手伝い。資格があるわけではありませんので、患者の呼び出し役です。また、回診時の処置を覗き込もうとしますと、医師や看護師の動きの邪魔をするなと怒鳴られることもありました。

　患者が来なくてもいいから戻してくれと、けんか腰で先生とやり合い、1か月程して戻ってきますが、案の定、病棟は閉鎖状態。折角、東京消防庁の期待を背負って高度な医療技術を学び、来るべき救急隊教育に活かさないといけないという熱意とは裏腹に手技習得の機会はゼロ。思いだけが空回りするなかで、少しでも医学的な知識を身に付けようと専門書を読んだり、患者のカルテを見て病態、処置内容を理解しようと、それなりの努力をしますが、これでは東京消防庁へ戻っても使い物にならない、このままでは帰れないという悶々とした日々でした。錯覚を起こすのか、あるいは線路に飛び込むという観念的なものかは知りませんが、帰る途中、地下鉄ホームに立ってレールを見ていますと、本当に吸い込まれそうになるのです。研修の成果がないままに憂鬱な1年目が過ぎます。

② 　2年目

　新たな研修先として日本医科大学多摩永山病院へ行くことになります。当時のセンター長は山本保博先生（我が国の救急医療の重鎮、日本医科大学附属病院高度救命救急センター部長などを歴任）で、その配下に黒川顕先生（日本医科大学武蔵小杉病院長を歴任）、牧野俊郎先生（日本医科大学成田国際空港クリニック所長、故人）、須崎紳一郎先生（武蔵野赤十字病院救命救急センター長）、小井戸雄一先生（国立病院機構災害医療センター、研究部長）、布施明先生（日本医科大学准教授）らのオーベン、研修医が大勢いて非常に活気がありました。これまでの1年間の遅れを取り戻すために手技を覚えるのにそれこそ必死です。患者の収容依頼のホットラインが鳴りますと、真っ先に処置室に駆け込んで気管挿管の準備をします。というのは、その者が処置をする権利を得るという暗黙の了解があるのです。権利獲得に失敗すると静脈路確保に回りますが、それもできるだけ患者の腕の位置で待ち構えています。ある意味では研修医との張り合いです。

　病院研修で大事なことは、看護師と一緒に仕事をやることです。先生方は自分より年上の者に積極的に教えることはありません。また頻繁に質問するのも遠慮がちになるものです。その点、看護師は色々なことを教えてくれます。そのためには、日頃からいい関係を作っておくのです。処置が終わった後の資器材の整理、床のモップがけ、検査時の患者移動、エンゼルセットへの着替え、霊安室への移動など、かなり労力が要り彼らは大助かり。40過ぎてそこまでやりたくないという気持ちはまったくなく、病室回診時の創傷処置、包帯交換なども申し出ました。

　2か月程で気管挿入も数十例こなし、ある程度処置の感覚をつかむことできましたが、このままではマンネリになりかねないと思い、牧野先生が定期的に出張している東北地方の某

病院へ武者修行に行くことになります。一〜三次救急を一手に引き受けている大きな病院で患者はひっきりなし。ドクターカーの運用では、福祉施設の床上で気管挿管をやる機会があり、また、脊髄損傷やクマに襲われた患者など、様々な症例を体験をすることができました。

③　救急業務の重要性を考える

　1か月程で病院に戻ります。自分の学んだ知識、技術をどのように組織に還元しようか、できるだけ形として残せるものがいいだろうということで、他の病院委託研修生と共同で処置に関する本作り（図解　救急救命処置法　東京法令出版）に着手。これは写真構成により手技の流れを解説したものです。今では技術書の多くがこの類ですが、当時としては斬新なものを作ったと自負しています。

　また、救急業務のあり方を自分なりに模索し、救急業務論としてまとめたものを東京消防の機関誌に11回ほど連載しました。看護や医療との違い、現場での応急処置、搬送、連携のあり方、活動記録の意義などをまとめたものです。この思いに至った動機ですが、医師や看護師が多忙な業務の傍ら、研究論文や学会発表資料の作成に懸命になっている姿に刺激されたからなのです。実践と学問が一体になっていることに気付いたのです。

　現在、救急救命士が救急隊を教育すべきだ、救急現場学あるいは救急搬送学の学問を自ら作らないといけないなど百家争鳴の様相を呈しています。私は、その当初から救急業務論といかめしい名前を使いました。（この "論" を "学" にするのが長年の夢であり、このたび「病院前救護学の構築に向けた理論的基礎」（近代消防社）と題して上梓することができました。）

　紆余曲折、波乱の２年間の病院研修では、処置技術を習う、救急業務を考える、医師と親交を深めるという点では、大きな財産作りの時期でした。

（救急救命士の指導、教育に関わる）

　平成３年４月に救急救命士法が公布され、研修後の平成４年４月に第１回救急救命士国家試験が行われます。大方は養成所での修了者ですが、私は特例による受験資格者、当然に一人でテキストとのにらめっこです。救急部へ戻るが、庁の最重要施策である救急救命士養成教育のため消防学校へ派遣となり、シミュレーション指導や国家試験の問題作成等に当たります。

　その後の部署では、特定行為の内容を盛り込んだ新たな救急活動基準や活動評価基準の作成など、山ほどの仕事が待ち構えていました。勤務終了時間になると課内のソファーに横になり、新聞紙で顔を覆い一眠りしてから作業を開始する。帰宅は深夜の12時近く。これが日課です。なんという運の巡り会わせか、この時の課長が例の尾崎氏で、出来上がりが遅いと毎日のように檄が出る始末。

　連日苦労して出来上がった成果物も、いずれは跡形もなく完全に替わるときが到来します。10年持てばいいなあと思いつつも、大げさですが、作り終えたときには行政屋の本懐を遂げた感がいたしました。

補　遺

（救急医療体制作りに関わる）

　平成10年、全国で救急医療体制の一元化に向けた大改革が行われます。既存の救急告示病院制度と当番制による休日夜間制度の併用が住民や救急隊に理解しづらいということで両者の一本化を図るものです。東京都では、衛生局（現、福祉保健局）、都医師会、東京消防庁の3者を交えた検討が毎週のようにありました。

　休日夜間の当番医制度を救急医療体制に組み入れるため、その運用補助金を原資にスクラップアンドビルする計画で、既得権を死守する地区の医師会からは反対の狼煙が上がる羽目に。3者で地区ごとの説明会に臨みますが、救急隊に協力しないぞと強気の発言もかなりありました。「立場は異なるが、目標は都民のために」の合言葉をもとに、東京都は全国に先駆けて体制を構築、範を示すものとして当時の都医師会救急担当理事の木村祐介氏は厚生大臣賞を頂いております。本体制は、今もって現存し、救急隊の医療機関選定や住民の受診に役立っています。

（振り返る）

　一旦、組織に身を置きますと、それこそ獅子奮迅のごとく粉骨砕身の働きを迫られます。みんな同じような苦しみを味わいます。ただ、それを男気でもって他言しないだけかもしれませんが。ただ言えることは迷ったときに、今をしっかりと見つめるということを心にとめて置いて欲しいのです。「人は知らず知らずのうちに、最良の人生を選択している」、これは偏見を持たれていた納棺師の生き様を描いた、おくりびとの映画脚本家の小山氏の言葉です。

　人生にはどん底がありますが、決して底なしの泥沼ではありません。身の丈の深さなのです。ちょうど足がすれすれに着く底です。思いきり蹴飛ばす、するとどうでしょうか？ 今まで以上に勢いづいているはずです。今となっては、特に病院研修の苦しい経験によって強く生きることができ、救急という最良の職業を選択したと思えるようになってきました。人生それぞれに喜びを感じる節目が必ずあります。それを見つけ出す努力をする、見つけていくことが楽しく働けること、生きることです。

あとがき

　何を一生の職業とするのか、求める動機は人それぞれですが、一旦、手にしたからには、より良い仕事をしたい、全うしたいという気持ちにかられてくるのが本来の姿です。

　これは、動機を原動力として精力的に職務を行っていくなかで、仕事の本質が分かり、社会的な役割が理解でき、さらには自分の能力だけでなく人間性までを高めてくれる、まさにやりがいを見いだすことができるからです。このように職務は自己を常に成長させてくれます。習得した知識や技術を金科玉条のごとく機械的に対象物に提供するだけでは、自己形成が望めないのは当然のことです。己の魂の入らない仕事はないはずです。

　職人の単純と思える、のこぎり作業をみてみます。彼らは一日中、疲れもせずに同じ動作を繰り返しますが、技術性を高めていく長年の経験により簡単に切るコツを習得しています。切り進んでいくに従って、のこぎり刃を当てる位置、角度、力の入れ方を十分に心得ており、また、木の命とも言うべき木目を引き立たせるために全身全霊を傾けています。はたから単純に見える作業にも職人として高い技術性・精神性を有しており、それも習いたての頃とベテランの域に達したときでは格段の差が生じています。

　救急隊の教育、救急活動に対する現状の捉え方はどうでしょうか。正直に言って、わが国に救急救命士が誕生して20年余を過ぎた現在でも、技術崇拝、偏重の傾向は変わっていません。技術作法だけを身に付けるのではなく、これからは技術の持つ意義や傷病者の救護についての自分の見方、考え方をして欲しいのです。このような物事の探究姿勢が、本当の意味で自己形成のステップとなり、さらには救急全体の発展の礎となります。

　失礼を顧みずに客観的に評価しますと、この世に救急隊ほどストレスの多い職業は見当たりません。傷病者等からのクレーム、繁華街等で周囲の人からの野次、一般の人がめったに体験しない凄惨な事故現場、自らが二次的な被害に曝されるなど、職業とはいえ、できるだけ第三者が関わりたくないような事案に身を賭して対処しなければなりません。このような場面にきちんと対処できたにしても、社会から直接、評価されるわけでもありませんが、それにもかかわらず献身的に、忠実に、公平に、慈愛をもって、－－、と賞賛の限りを尽くしても言い表せないほどに、平然とした様子で日夜活動しています。厳しさに耐え必死になって業務を遂行する精神的な力こそが、プロフェッショナルとしての証しなのです。

　崇高な理念を掲げて救急隊という職に身を投じ、平素の活動を通して瀕死の生命を救ったことへのやりがい、家族から感謝の手紙へ感激など、これらを日々の糧にしながら天職として全うしていくなかで、時には自らの内面に苦悩の去来する日があるかもしれません。職業としますからには、きちんとわきまえていなければなりません。ケガや病気を持つ人を相手にするということは、一般の状況と大きく変わりますので、日常的に対処していることが必ずしも当て

あとがき

はまるとは限りません。時には自分を厳しく律することを、あえて強く認識しなければなりません。全てを渾然一体にしてしまいますと、本質を見失い価値観が見いだせなくなります。

　本書では救急隊が保持すべき品性、資質についての小論をできるだけ取り上げてみました。その中で自分の立ち居振る舞いに気を付けて、軽はずみにならないよう常に品位を保つことや自分を限りなく伸ばしていくことの大切さがありました。自分の足元を常に照らすことによって、ストレスに満ちあふれた職業であっても、ゆるぎない信念、自信を持って日々の業務をやり遂げることができるようになります。また、プロフェッショナルとしてどのような行為が社会的に求められるかを考える以前に、社会人として自らをどのように律していかなければならないのか、しっかりと見据える必要もあります。自分が救急という職業にどのように向き合っていくのか、結局は自分らしさを仕事の中で活かしていくことです。

　マニュアル的なノウハウを避けることを絶えず意識しながら、これまでの私の実務、指導を通して、日頃、救急隊はこうあらねばならない、あるいはこうなって欲しいという、積年の思いを余すところなく書いたつもりです。

　当然に、些かの独断と偏見があることは否めません。これから百戦錬磨の兵として成長していく読者の皆さんに、全てを押し付ける気持ちは毛頭ありませんし、私自身、そのような能力を持ち合わせていませんが、対話しながら読んでいただければ、私の思いが叶うものであります。仕事をしていくなかで、技術の向こうに何かがある、その奥義を見いだす端緒にしていただきたいのです。

　実践の捉え方、見方に同調したり、ちょっと考えてみようという気持の変化が現れ、さらには日々の救急活動を通して豊かな発想が生まれたら、同じ気持ちを抱く仲間が増えたようで、これ以上嬉しいことはありません。

　こうして形あるものとして後世に残せることに無上の喜びを感じます。これも長年、ご厚誼を続けていただいています近代消防社代表取締役の三井栄志氏にご相談を申し上げたところ、救急関係の書籍を是非ということで、すんなりと出版の運びとなりました。ある面で私のわがままかもしれませんが、ご快諾いただきましたことに深甚の謝意を表す次第です。また、本文中のイラストは、息子新太郎（東京消防庁勤務）が描いたものです。少々の照れ臭くもありますが、紙面を借りて素直にありがとうを言います。

　結びに、「Ⅶ　伸長、２自分を伸ばす」で紹介した、沖縄民謡「てぃんさぐの花」の最後の歌詞をお送りします。

　♭　なしば何事ん（成せば何事も）　なゆる事やしが（成ることであるが）　なさぬ故からど（成さぬ故に）　ならぬ定み（成らないのだ）　♯

（参考図書）

1）波頭亮：プロフェッショナル原論、筑摩書房

2）坂東眞理子：女性の品格　装いから生き方まで、ＰＨＰ研究所

3）竹内一郎：人は見た目が９割、新潮社

4）大鐘稔彦：ナースのマナー、金原出版株式会社

5）山本保博：Do Not で学ぶ　救急看護のしていけないこと、メディカ出版

6）江口克彦：いい人生の生き方、ＰＨＰ研究所

7）岡堂哲雄：老人患者の心理と看護、中央法規出版

8）岡堂哲雄：病児の心理と看護、中央法規出版

9）薄井担子：科学的看護論、日本看護協会出版会

10）広井良典：ケア学―越境するケアへ、医学書院

11）畑村洋太郎：失敗学実践講義―だから失敗は繰り返される、講談社

12）澤瀉久敬：医学概論とは、誠信書房

13）澤瀉久敬：哲学と科学、日本放送出版会

14）湯槇ます訳：看護覚え書、現代社

15）氏原正治郎他：地域社会の福祉の展望、総合労働研究所

16）田中恒男他：健康管理論、南江堂

17）有倉遼吉：別冊法学セミナー　基本法コンメンタール　憲法、日本評論社

18）瀬江千史他：医学教育概論(1)、(2)　医学生・看護学生に学びを語る、現代社

19）瀬江千史：看護学と医学（上巻）、（下巻）、現代社

20）国立国語研究所、「病院の言葉」委員会：病院の言葉をわかりやすく、勁草書房

21）山口博訳：Ｄ・カーネギー　人を動かす、創元社

22）藤岡完治他：看護教育の方法、医学書院

23）朝日新聞（2014．3．28）加齢臭だけじゃなかった　首筋用シャンプー、ボディウォシュ
　　用のデオドラント商品　mandom

24）NHK高校講座、保健体育、スポーツの技術と戦術

25）医の心、医の哲学と論理を考える　北里大学病院、医の哲学と論理を考える部会編　丸善

26）田中角栄　100の言葉　別冊宝島編集部、株式会社宝島

27）Mark C, Henry, MD and Edward R. Stapleton, EMT－P：EMTs and Medical Control,
JEMS, JANUARY 1985

28）John M. Becknell：Discovering Professionalism in EMS, JEMS, December 1987

29）Emergency Care, Third Edition. A Prentice－Hall Publishing and Communications
Company

30）James D. Heckman, MD Chairman：Emergency Care and Transportation of The Sick
and Injured, Editorial Board, American Academy of Orthopaedic Surgeons

31) Nancyl. Caroline, M. D : Emergency Care in The Streets, Little Brown and Company

32) Gail Walraven : Manual of Advanced Prehospital Care 2nd Edition, Brady Company

33) jean abbott : Protocols for Prehospital Emergency Medical Care, Second Edition, Williams & wilkins

34) Mistovich & Karren : Prehospital Emergency Care, ninth edition, Brady Company

35) Mick J Sanders, PARAMEDIC TEXTBOOK, Mosby

36) Joseph J. Mistovich, eight edition, PREHOSPITAL EMERGENCY CARE, BRADY

37) Bryan E. Bledsoe, ESSENTIALS OF Paramedic Care, second edition BRADY

索　引

	AED	18
	CPR	17
	EBP	178
	ERG理論	165
	F．ナイチンゲール	104
	Hand	33
	Head	33
	Health	35
	Heart	34
	Hygiene	35
	MRSA（メチシリン耐性黄色ブドウ球菌）	153
	OJT	18，84
	PDCAサイクル	103
あ	アウグスティヌス	177
	秋葉原無差別殺傷事件	122
	閾値	147
	癒しの場	15
	インフォームド・コンセント	133
	エンブレム	59
	オーバートリアージ	70
	オフラインMC	102
	オンラインMC	102
か	壁の花	80
	守・破・離	160
	関係者	124
	看護覚え書	104
	間接的阻害	52
	危機的な状況	107
	救急医療体制	78
	救急自動車同乗実習	84
	救急隊の倫理綱領	49

	業界用語	132
	居住性	104
	緊急時のメンタルサポートチーム	47
	組立型訓練	75
	健康管理	42
	言語コミュニケーション	121
	現場力	86
	五感	57
	コツ・カン	163
	言葉の薬	127
	言葉の薬、治療的コミュニケーション	120
	個別訓練	75
	個別性	24
	コミュニケーション	43，117
さ	サカーディアンリズム	43
	三次医療機関	133
	惨事ストレス	46
	自己決定権	24
	自己研鑽	59
	自己防禦メカニズム	108
	指導医	100
	死斑	112
	社会死状態	112
	消防隊	125
	消防法	12
	処置の場	15
	指令センター	13
	身体知	75
	身体メカニズム	43
	心電図モニター	70
	ストレス	45，107

索　引

	ストレス・マネージメント	47
	専門用語	132
た	獺祭	95
	田中角栄氏	125
	チーム	96
	チーム医療	99
	チームの力	96
	チームワーク	43
	知識⇔実例	157
	直接的阻害	52
	手洗い	152
	ティンサグの花	160
	デール・カーネギー	125
	デフュージング	47
	デブリーフィング	46, 47
	統合型訓練	76
	突然死	107
	ドラえもん	71
な	認知率	134
	ノーブレス・オブリージュ	11
は	パーソナリティ	34
	バイスタンダー	12

	非言語的なコミュニケーション	121
	ヒポクラテスの誓い	49
	病院実習	78
	病院前救護	41
	フェイス・トゥ・フェイス	16, 78
	不搬送	113
	プレホスピタルケア	41
	プロフェス	36
	プロフェッショナル	27, 36
	放置プレイ	80
ま	メディカルコントロール（MC）体制	17
	燃え尽き症候群	173
や	擁護者	50
ら	理解率	134
	リビングエリア	104
	理論化	176
	臨床指導者	83
	倫理	49
	レオナルド・ダ・ヴィンチ	160
	連携（リレー）	100
わ	ワーキングエリア	104

－ 189 －

【著者紹介】 窪田 和弘（くぼた・かずひろ）

　　　　琉球大学　保健学部保健学科卒業

現職：一般財団法人救急振興財団救急救命東京研修所研修部
　　　参事兼教授、帝京大学医療技術学部スポーツ医療学科
　　　救急救命士コース客員教授

資格：第一種衛生管理者、臨床検査技師、救急救命士

歴任：東京消防庁調布消防署長、立川消防署長
　　　第５次救急救命士国家試験問題作成委員、救急救命士
　　　国家試験出題基準委員

主な著書：「病院前救護学の構築に向けた理論的基盤」（近代
　　　消防社）、「子どもの救急大事典―応急手当と体のしく
　　　み」（理論社）、「図解　救急救命処置法」（東京法令）、
　　　「アンビューノート」（東京法令）、「日本大百科全書
　　　（ニッポニカ）」（小学館）

編集・著作権及び
出版発行権あり
無断複製転写禁ず

救急隊の成長を促すレシピ
―そのノーブレス・オブリージュなるもの―

定価（本体1,800円＋税）
（送料実費）

著　者　窪　田　和　弘

発　行　平成29年２月１日（初版）

発行者　株式会社　近代消防社
　　　　　　　三　井　栄　志

発 行 所

株式会社 近代消防社

〒 105-0001　東京都港区虎ノ門２丁目９番16号
（日本消防会館内）
ＴＥＬ（03）3593－1401㈹
ＦＡＸ（03）3593－1420
ＵＲＬ　http://www.ff-inc.co.jp

〈振替　東京00180-6-461　　00180-5-1185〉

ISBN 978-4-421-00892-0〈落丁・乱丁の場合は取替えます。〉　2017©